李保林◎主审

张东淑　蔡少忍◎主编

用思维导图学中医

图解靳三针

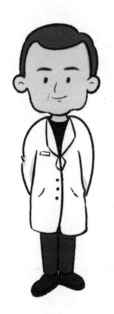

U0222911

化学工业出版社

·北京·

内容简介

本书借助现代化学习工具思维导图详解"靳三针"46个穴组。章节体例设计包括"课前导读、穴位详解、思维导图、知识拓展、巩固提高"等，课前导读环节通过案例的方式概括本节将要介绍的大致内容，激发读者的好奇心；穴位详解环节通过穴位定位、主治、刺灸法分解说明，使穴位知识更加清晰明了，便于读者记忆；思维导图环节利用思维导图帮助读者搭建逻辑清晰的靳三针穴组知识框架，以图导记，以图促思；知识拓展环节通过疾病鉴别诊断、其他疗法等知识进一步扩充读者知识量；巩固提高环节则作为知识回顾，以巩固读者学习效果。本书还提供了线上资源，可丰富读者阅读情境与体验，满足多元化学习需求。

本书适用于中医、中西医结合、针灸推拿专业的学生，中医、中西医结合临床医师及从业者，以及中医爱好者。

图书在版编目（CIP）数据

图解靳三针/张东淑，蔡少忍主编. —北京：化学
工业出版社，2024.8
　　（用思维导图学中医）
ISBN 978-7-122-45613-7

Ⅰ.①图…　Ⅱ.①张…②蔡…　Ⅲ.①针灸疗法-
选穴-图解　Ⅳ.①R224.2-64

中国国家版本馆CIP数据核字（2024）第092079号

责任编辑：邱飞婵　　　　　　　　　　文字编辑：李　平
责任校对：赵懿桐　　　　　　　　　　装帧设计：史利平

出版发行：化学工业出版社（北京市东城区青年湖南街13号　邮政编码100011）
印　　装：中煤（北京）印务有限公司
787mm×1092mm　1/16　印张16　字数392千字　2024年10月北京第1版第1次印刷

购书咨询：010-64518888　　　　　　　售后服务：010-64518899
网　　址：http://www.cip.com.cn
凡购买本书，如有缺损质量问题，本社销售中心负责调换。

定　　价：59.80元

编写人员名单

主　编　张东淑　蔡少忍

副主编　丁　影　李瑞瑞　黄稚苗　余惠玲

主　审　李保林

编　者（以姓氏汉语拼音为序）

蔡少忍　陈晓辉　陈亚松　成　悦　丁　影　段　静

封雅轩　冯大铭　符芮琦　何静雯　胡　檬　黄潮源

黄美禅　黄心妍　黄稚苗　李瑞瑞　梁　骁　林嘉慧

凌金妹　刘　薇　陆　玲　潘嘉乐　吴　波　杨　璨

叶苋谊　余惠玲　张东淑　张鑫茹　赵　谦　朱莹莹

庄锦源

前　言

中医之本在传承，传承之真在明彰，明彰之用即创新。岭南针灸新学派——靳三针疗法始于 20 世纪 60 年代，靳瑞教授用三次针灸治愈了一例患慢性过敏性鼻炎长达十多年的患者，初立"鼻三针"之名。20 世纪 80 年代中后期，通过系统整理和分析针灸取穴规律，得出以三个穴位作为针灸治病处方的治疗方法，初步建立"靳三针"体系。带着靳三针技术，靳瑞教授同时开展靳三针学术思想临床实践、临床科学研究及教育传承，"靳三针"被鉴定为首批适宜诊疗技术、国家级中医继续教育项目。如今，靳三针流派薪火相传，目前其传承梯队已培育至第四代弟子。在靳瑞教授及众弟子的共同努力下，靳三针得以在岭南地区发展应用，成为岭南中医药不可或缺的医学流派，且在海外广泛传播。

为进一步推进靳三针流派学术活态传承、创造生生不息的"靳三针"学术生态，亟需遵循中医药传承创新的时代要求，通过可视化、数字化、智能化记录来提升中医爱好者、学习者阅读体验，这既符合中医规律，又突出现代特征。"取类比象"是中医独有的思维模式，中医传统图式符号已成为中华优秀传统文化的组成部分，本书研究团队继承"靳三针"学术思想精华，借助现代化学习工具思维导图与全新阅读模式"现代纸书"体系，满足"互联网 +"时代读者多元化阅读需求。

本书章节体例设计包括"课前导读、穴位详解、思维导图、知识拓展、巩固提高"环节，课前导读环节通过案例的方式概括本节将要介绍的大致内容，激发读者的好奇心，引人入胜；穴位详解环节通过穴位定位、主治、刺灸法分解说明，使穴位知识更加清晰明了，便于读者记忆；思维导图环节利用思维导图帮助读者搭建逻辑清晰的靳三针穴组知识框架，以图导记，以图促思；知识拓展环节通过疾病鉴别诊断、其他疗法等知识进一步扩充读者知识量；巩固提高环节则作为知识回顾，以巩固读者学习效果。本书通过在传统纸质图书上印制二维码，配套线上衍生内容资源与服务，读者在阅读纸质图书的过程中，可以扫码享用视频与实时交互等深度阅读内容或增值服务。

本书适用于中医、中西医结合、针灸推拿专业的学生，中医、中西医结合临床医师及从业者，以及中医爱好者。

　　书将付梓，衷心感谢编者们的辛勤工作，群策群力，感谢所有做出贡献的同道朋友，感谢在本书写作过程中提供协作的南方医科大学的学子们！

　　由于编写能力有限，书中遗漏之处在所难免，恳请广大读者批评指正！

张东淑

南方医科大学中医药学院

2023 年 12 月于广州

本书使用说明

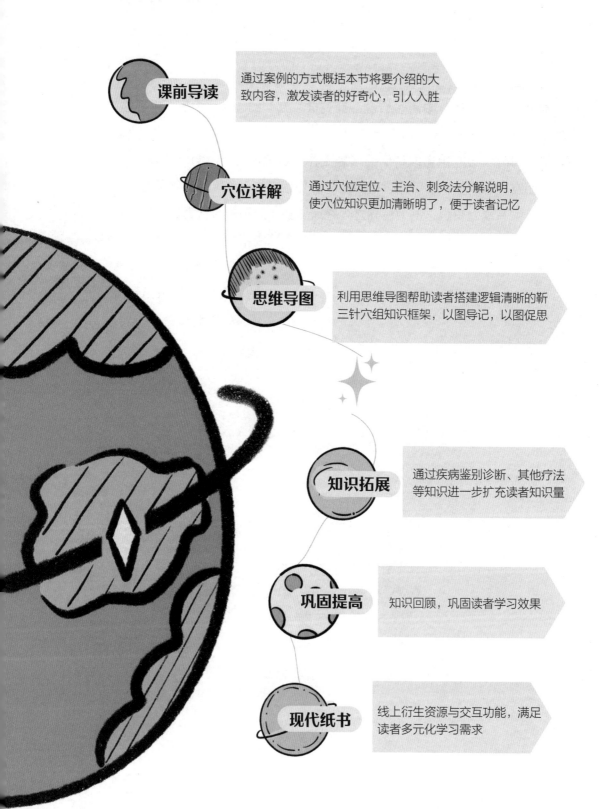

课前导读 通过案例的方式概括本节将要介绍的大致内容，激发读者的好奇心，引人入胜

穴位详解 通过穴位定位、主治、刺灸法分解说明，使穴位知识更加清晰明了，便于读者记忆

思维导图 利用思维导图帮助读者搭建逻辑清晰的靳三针穴组知识框架，以图导记，以图促思

知识拓展 通过疾病鉴别诊断、其他疗法等知识进一步扩充读者知识量

巩固提高 知识回顾，巩固读者学习效果

现代纸书 线上衍生资源与交互功能，满足读者多元化学习需求

目·录

第6章 靳三针组穴处方特色

第7章 靳三针针法特色

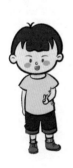 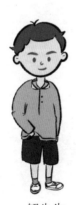 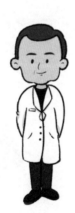 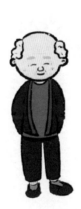 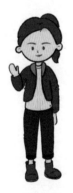

图图　　　　解先生　　　　靳医生　　　　三爷爷　　　　甄小姐

第一阶段

千里之行，始于足下——

靳三针组穴处方

第1章 头颈面部疾患组穴处方

① 鼻三针（迎香、上迎香、印堂）

课前导读

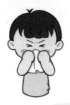

> 医生叔叔，我总是鼻子不通气，小朋友们说我是鼻涕虫。

> 图图小朋友，你不是鼻涕虫，只是有可能患上了鼻炎，所以会有鼻塞，就是我们常说的鼻子不通，还会有鼻子发痒、打喷嚏、流鼻涕等情况。为了方便医生叔叔判断，这里有一幅线条图，我们来玩个看图说话的游戏好吗？

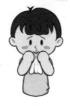

> 好呀好呀！

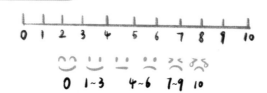

> 图图，在这个线条图上，0 表示舒适，1～3 表示轻度不舒适，4～6 表示中度不适，7～9 表示重度不舒适，10 表示极度不舒适，按照你自己的感受，你能告诉我你选择几分吗？

> 医生叔叔，我选择 4～6 分。

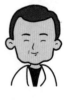

> 图图真棒，能描述自己的情况，这个程度并不算严重，医生叔叔可以用一组穴位给你治疗。这组穴位的名称就叫做"鼻三针"。

扫码获取
- 穴位视频
- 穴组速查
- 速记歌诀
- 参考答案

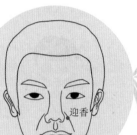

迎香

定位 在鼻翼外缘中点旁，当鼻唇沟中

主治 局部病症——鼻塞、鼻衄、口歪

刺灸法 向鼻翼或鼻根部斜刺 0.5 ~ 0.8 寸

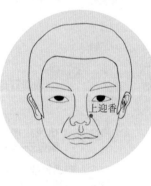

上迎香

定位 在面部，当鼻翼软骨与鼻甲交界处，近鼻唇沟上端

主治 局部病症——鼻塞、鼻衄等鼻疾

刺灸法 向鼻根部方向斜刺 0.5 ~ 0.8 寸

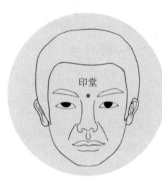

印堂

定位 在额部，两眉头中间

主治 局部病症——头痛、眩晕、失眠；鼻塞、急慢性鼻炎

刺灸法 向鼻柱方向平刺 0.5 寸

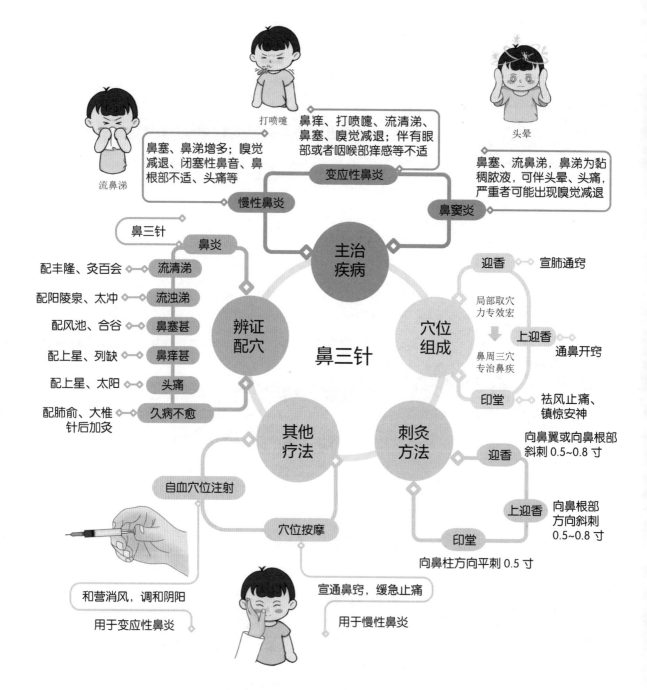

流鼻涕

打喷嚏

头晕

鼻塞、鼻涕增多；嗅觉减退、闭塞性鼻音、鼻根部不适、头痛等

鼻痒、打喷嚏、流清涕、鼻塞、嗅觉减退；伴有眼部或者咽喉部痒感等不适

鼻塞、流鼻涕，鼻涕为黏稠脓液，可伴头晕、头痛，严重者可能出现嗅觉减退

变应性鼻炎

慢性鼻炎

鼻窦炎

鼻三针

鼻炎

主治疾病

穴位组成

迎香 → 宣肺通窍

局部取穴力专效宏

上迎香 → 通鼻开窍

印堂 → 祛风止痛、镇惊安神

鼻周三穴专治鼻疾

配丰隆、灸百会 → 流清涕

配阳陵泉、太冲 → 流浊涕

配风池、合谷 → 鼻塞甚

配上星、列缺 → 鼻痒甚

配上星、太阳 → 头痛

配肺俞、大椎针后加灸 → 久病不愈

辨证配穴

鼻三针

刺灸方法

迎香 → 向鼻翼或向鼻根部斜刺 0.5~0.8 寸

上迎香 → 向鼻根部方向斜刺 0.5~0.8 寸

印堂 → 向鼻柱方向平刺 0.5 寸

其他疗法

自血穴位注射

穴位按摩

和营消风，调和阴阳

用于变应性鼻炎

宣通鼻窍，缓急止痛

用于慢性鼻炎

知识拓展

1.慢性鼻炎

慢性鼻炎是鼻腔黏膜或者下鼻甲区的充血性炎症，一般病程在 2 个月以上，主要症状为流涕、鼻塞等局部症状，鼻涕以清水样为主，可伴有打喷嚏不止的现象。

打喷嚏

鉴别诊断

2.变应性鼻炎

变应性鼻炎又称过敏性鼻炎，是过敏原刺激引起的过敏性疾病，有明显的季节性，如冬春季节或夏秋季节交替时常见。常见鼻痒、打喷嚏、流清涕、鼻塞、嗅觉减退；可伴有眼部或者咽喉部痒感等不适。

3.鼻窦炎

病变部位在鼻窦，一般为上颌窦和筛窦，少数发生在额窦和蝶窦。主要表现为鼻塞、流鼻涕，鼻涕为黏稠脓液，可伴头晕、头痛，严重者可能导致嗅觉下降。

流鼻涕

1.慢性鼻炎

针刺迎香时针尖应向上沿鼻唇沟斜刺，将鼻三针中印堂换为攒竹。

针刺迎香

刺灸方法

2.变应性鼻炎

针刺迎香时针尖应朝鼻翼方向横向刺入，重手法浅刺，以流泪为度，若同时令患者深呼吸，效果更佳。

3.额窦炎、筛窦炎等引起的前额胀痛

配合使用印堂、攒竹。

自血穴位注射疗法

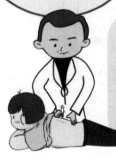

二十世纪六十年代，靳瑞教授将源自欧洲的自血疗法与经络穴位理论结合创立了自血穴位注射疗法，是指抽取患者自身血液（2～5mL），注射到特定穴位内治疗疾病的方法。采用鼻三针、背三针（风门、大杼、肺俞）为主穴，运用自血穴位注射疗法治疗变应性鼻炎等过敏性、炎症性疾病疗效显著。

请圈出正确穴位

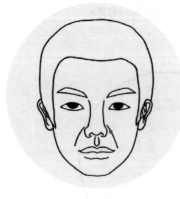

迎香

水沟

巨髎

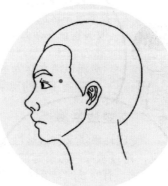

太阳

颧髎

丝竹空

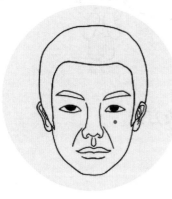

四白

瞳子髎

承泣

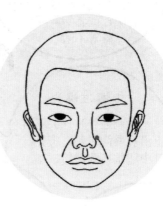

迎香

上迎香

四白

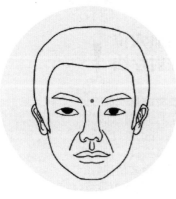

鱼腰

攒竹

印堂

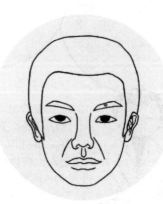

阳白

睛明

鱼腰

② 眼三针（眼I针、眼II针、眼III针）

课前导读

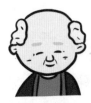

医生，我近期视物模糊，看东西重影，右侧眼皮掉下来了，上个月在神经内科住院，医生说是糖尿病引起的，现在血糖通过吃药控制得挺好的，但是眼睛的症状恢复得不好，医生建议我到针灸科治疗。

好的，我给您做个简单的检查，目前您的主要症状是右侧眼睑下垂、视物模糊、复视，结合您给我看的出院小结病历内容，眼睛的这些症状属于糖尿病周围神经病变，在控制好血糖的同时，可以采用针灸治疗促进神经功能修复。

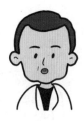

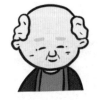

好的，我按照医生的建议治疗。

有一组穴位叫做"眼三针"，我再根据您的舌苔、脉象，判断中医证候，配合一些穴位给您治疗。需要您坚持治疗，隔天一次，10次为一个疗程。

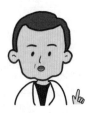

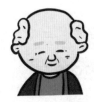

好的，我会坚持治疗的，谢谢医生！

穴位详解

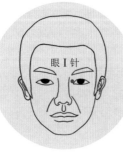

眼Ⅰ针

眼Ⅰ针（睛明）

定位 在面部，目内眦角稍上方凹陷处上

主治 目疾——目赤肿痛、迎风流泪、视物不明等

刺灸法 患者取仰卧位，眼睑闭合，操作者押手（左手）将眼球向外下方拨压，进针方向与目内眦部皮肤呈90°，垂直缓慢直刺30mm后，将针尖偏向眶尖方向，续刺5~10mm，针尖深度为35~40mm

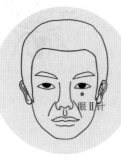

眼Ⅱ针

眼Ⅱ针（承泣）

定位 在面部，瞳孔直下，当眼球与眶下缘之间

主治 目疾——目赤肿痛、迎风流泪、夜盲、口眼歪斜、近视、视物模糊等

刺灸法 患者取仰卧位，眼睑闭合，操作者押手将眼球向头顶方向拨压，使进针方向与下眼睑皮肤呈70°，向眼球的后上方缓慢刺入25mm，随后调整角度至50°后再刺入5~10mm，针尖深度30~35 mm

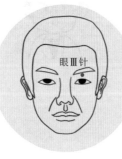

眼Ⅲ针

眼Ⅲ针（上明）

定位 目正视，瞳孔直上，眉弓中点处，当眶上缘与眼球之间

主治 目疾——目赤肿痛、迎风流泪、视物不明等

刺灸法 患者取仰卧位，眼睑闭合，操作者押手将眼球向鼻侧拨压，使进针方向与上眼睑皮肤呈75°，先向眶下直刺5~10mm，后将针尾上提，沿着眶上缘与眼球间的缝隙缓慢刺入35~40 mm

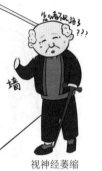

思维导图

为各种病因引起视神经纤维退行性变，导致视觉功能障碍的疾病。主要表现为视乳头颜色变淡或苍白、视力下降和视野改变，甚至视觉功能完全丧失，属难治疾病

视神经萎缩

动眼神经麻痹

动眼神经麻痹的病因以糖尿病、动脉瘤、脑梗死最为常见，临床表现可有不同程度的上睑下垂、眼球外下斜视、眼球转动受限、复视等

主治疾病

视神经萎缩
- 眼三针、
- 四神针、
- 风池、
- 养老、
- 光明、
- 太冲

动眼神经麻痹
- 眼三针
- 脑三针、
- 定神针、
- 合谷、
- 太冲

临证配伍

眼三针

穴位组成

晴明 ○ 开睛明目

局部取穴 →
眼周三穴
目疾专设

承泣 ○ 明目固摄

上明 ○ 明目开窍

刺灸方法

上明

患者取仰卧位，眼睑闭合，操作者押手将眼球向鼻侧拨压，使进针方向与上眼睑皮肤呈75°，先向眶下直刺5~10mm，后将针尾上提，沿着眶上缘与眼球间的缝隙缓慢刺入35~40mm

睛明

患者取仰卧位，眼睑闭合，操作者押手（左手）将眼球向外下方拨压，进针方向与目内眦部皮肤呈90°，垂直缓慢直刺30mm后，将针尖偏向眶尖方向，续刺5~10mm，针尖深度为35~40mm

承泣

患者取仰卧位，眼睑闭合，操作者押手将眼球向头顶方向拨压，使进针方向与下眼睑皮肤呈 70°，向眼球的后上方缓慢刺入25mm，随后调整角度至50°后再刺入 5~10mm，针尖深度30~35mm

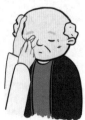

眼三针进针

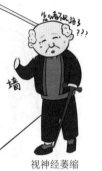视神经萎缩

动眼神经麻痹

知识拓展

刺灸方法

1.进针

患者取仰卧位，眼睑闭合，精神放松，医者选用 0.3mm×40mm 毫针，常规消毒皮肤后，令患者眼睑闭合，医者押手（左手）拇指或示指将眼球向进针方向的对侧拨压，如针刺睛明，向外下方拨压；针刺承泣，向头顶方向拨压；针刺上明，向鼻侧拨压。刺手（右手）握针沿着左手拇指或示指指甲缘缓慢进针。

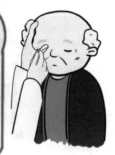
进针

留针

2.留针

留针期间仅做轻度捻转手法，不做重度提插手法，以得气后向周边感传为度。

3.出针

左手持消毒棉签按压针孔，右手缓慢出针。

4.出针按压

出针后按压针孔1～2分钟，以防眼底出血。

出针

出针按压

5.注意事项

眼三针进针需达1.2～1.5寸深才有效，操作时一定要注意避免伤及眼球和血管。进针时用力宜轻，针下不应该有阻力，如有阻力，可能是针尖触及血管或眼眶壁或眼球，此时不应勉强进针，可将针体慢慢退出少许或出针，调整方向再进针，出针太快容易导致出血。如果患者有凝血功能障碍或精神过度紧张不能合作，则不宜采用。

请圈出正确穴位

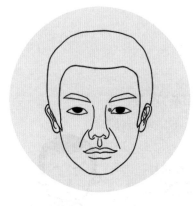

阳白

睛明

攒竹

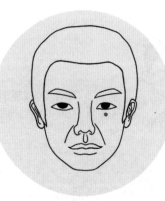

承泣

睛明

太阳

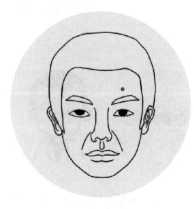

印堂

阳白

四白

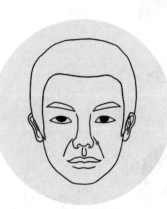

水沟

迎香

巨髎

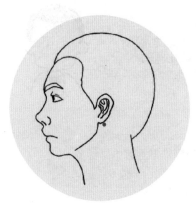

翳风

风池

安眠

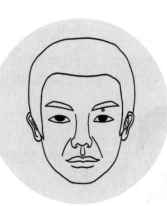

迎香

下关

上明

3 耳三针（听宫、听会、完骨）

课前导读

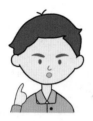

医生，我最近耳鸣，去耳鼻喉科做了检查，听力也有一些下降。

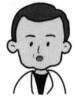

您是双侧耳鸣吗？

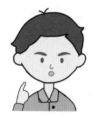

双侧都有，主要是右侧比较明显。

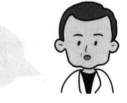

您能形容下耳鸣的声音吗？您觉得耳鸣发作与什么有关系？

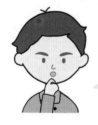

好像蝉鸣声，有时觉得脑子里也有声音，我近期感觉睡眠不好，可能与我近期工作压力大也有关系。

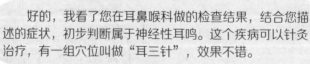

好的，我看了您在耳鼻喉科做的检查结果，结合您描述的症状，初步判断属于神经性耳鸣。这个疾病可以针灸治疗，有一组穴位叫做"耳三针"，效果不错。

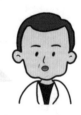

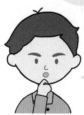

好的，那就针灸治疗吧，我之前颈椎不舒服也是针灸治好的。

穴位详解

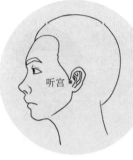

听宫

定位 在面部，耳屏前，下颌骨髁状突的后方，张口时呈凹陷处

主治 耳疾：耳鸣、耳聋、聤耳
面部疾病：牙痛、三叉神经痛

刺灸法 张口取穴，直刺0.5~1寸

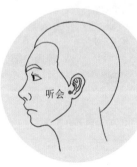

听会

定位 在面部，耳屏间切迹的前方，下颌骨髁状突的后缘，张口有凹陷处

主治 耳疾：耳鸣、耳聋、聤耳
面口疾病：牙痛、口眼歪斜、面痛

刺灸法 张口取穴，直刺0.5~1寸

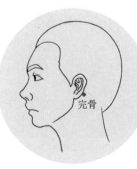

完骨

定位 在头部，耳后乳突后下方凹陷处

主治 耳疾：耳鸣、耳聋、聤耳
头面五官疾患：头痛、颈项强痛、牙痛、口歪

刺灸法 向耳内方向斜刺0.5~1寸

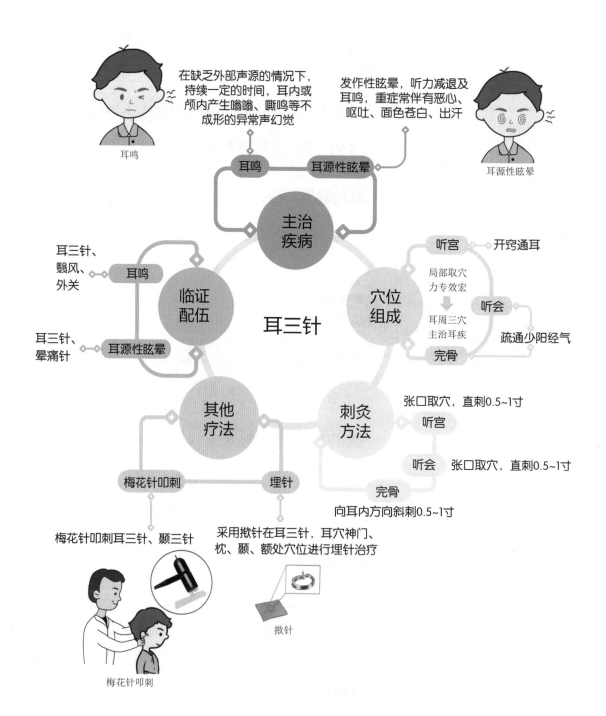

在缺乏外部声源的情况下，持续一定的时间，耳内或颅内产生嗡嗡、嘶鸣等不成形的异常声幻觉

耳鸣

发作性眩晕，听力减退及耳鸣，重症常伴有恶心、呕吐、面色苍白、出汗

耳源性眩晕

耳鸣　耳源性眩晕

主治疾病

听宫　开窍通耳

局部取穴力专效宏

耳周三穴主治耳疾

听会

疏通少阳经气

穴位组成

完骨

耳三针、翳风、外关

耳鸣

临证配伍

耳三针

耳三针、晕痛针

耳源性眩晕

刺灸方法

听宫　张口取穴，直刺0.5~1寸

听会　张口取穴，直刺0.5~1寸

完骨

向耳内方向斜刺0.5~1寸

其他疗法

梅花针叩刺　埋针

梅花针叩刺耳三针、颞三针

采用揿针在耳三针，耳穴神门、枕、颞、额处穴位进行埋针治疗

揿针

梅花针叩刺

耳三针诊疗机制

　　"耳三针"由听宫、听会、完骨三穴组成，三穴均位于耳周，为靳老根据腧穴的共同主治作用——近治作用取穴配方。听宫位于耳前，是手太阳小肠与手、足少阳经的交会穴，《灵枢·刺节真邪论》曰："夫发蒙者，耳无所闻，目无所见……刺此者，必于日中，刺其听宫，中其眸子，声闻于耳，此其腧也"，可见，听宫有开窍通耳之功效。听会及完骨属足少阳胆经，足少阳胆经"上抵头角，下耳后"，"从耳后入耳中，出走耳前。"元代医家王国瑞《扁鹊神应针灸玉龙经》云："耳聋之症不闻声，痛痒鸣蝉不快情，红肿生疮须用泻，宜从听会用针行。"听宫与听会位于耳郭前，完骨位于耳郭后，三穴结合可疏通经络、聪耳开窍，主治耳鸣、耳聋、听力下降等听觉障碍性疾病。

靳三针疗法论治儿童听力和语言障碍

　　【主穴】 耳三针、四神针、颞三针、舌三针。

　　【处方释义】 针刺耳三针能够改善耳部的微循环，调节血液灌注量，增加血氧供应；配合四神针、颞三针头部诸穴可同时刺激语言中枢；舌三针对构音障碍有较好的治疗作用，可以改善患儿发音的清晰度。针刺上述穴位能够促进听力和语言障碍患儿的听觉和语言的发育，改善患儿的预后情况。

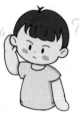

听力和语言障碍

请圈出正确穴位

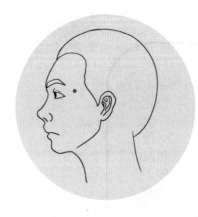

太阳

颧髎

丝竹空

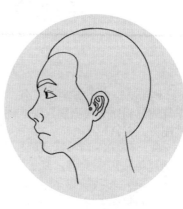

上关

下关

听宫

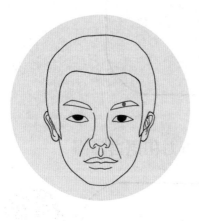

攒竹

睛明

鱼腰

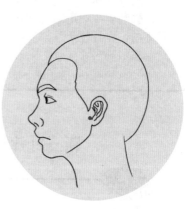

耳门

听宫

听会

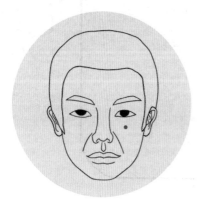

四白

瞳子髎

承泣

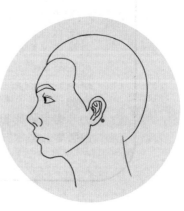

完骨

翳风

率谷

④ 舌三针（舌Ⅰ针、舌Ⅱ针、舌Ⅲ针）

课前导读

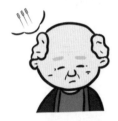

> 医生，我第二次中风了，现在手脚活动好一些了，但是喝水、吃东西会呛，说话也不清楚，可以配合针灸治疗吗？

> 您好，我看了病历，结合目前症状，属于脑血管病的并发症——假性球麻痹，比较典型，有饮水呛咳、吞咽困难、言语含糊三联征，针灸疗法以"舌三针"作为主穴改善这些症状，一般每天一次，10次为一个疗程，需要坚持治疗。

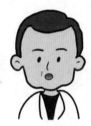

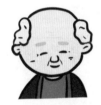

> 好的。

> 老人家，您治疗后需要配合语言功能锻炼，比如读书读报，多与人交流，还可以练习唱歌，这样才能更快恢复。

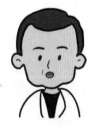

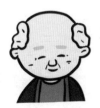

> 好的，谢谢医生。

扫码获取
▶ 穴位视频
▶ 穴组速查
▶ 速记歌诀
▶ 参考答案

穴位详解

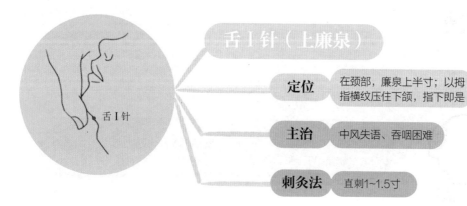

舌 I 针（上廉泉）

舌 I 针

定位 在颈部，廉泉上半寸；以拇指横纹压住下颌，指下即是

主治 中风失语、吞咽困难

刺灸法 直刺1~1.5寸

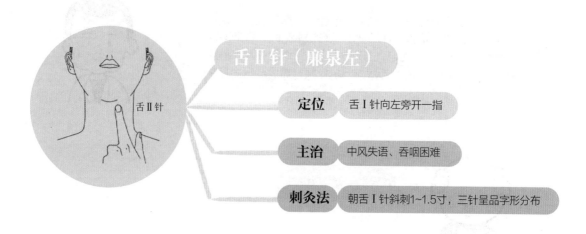

舌 II 针（廉泉左）

舌 II 针

定位 舌 I 针向左旁开一指

主治 中风失语、吞咽困难

刺灸法 朝舌 I 针斜刺1~1.5寸，三针呈品字形分布

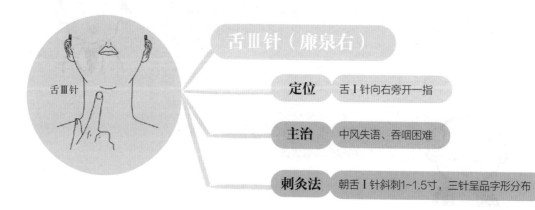

舌 III 针（廉泉右）

舌 III 针

定位 舌 I 针向右旁开一指

主治 中风失语、吞咽困难

刺灸法 朝舌 I 针斜刺1~1.5寸，三针呈品字形分布

思维导图

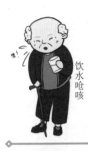

运动性失语

饮水呛咳

言语不流利，听力、理解能力相对正常

运动性失语

命名性失语

称呼物件及人名的能力丧失

那是……是……花

命名性失语

中风患者左侧大脑半球言语中枢损害

受延髓支配的肌肉瘫痪或不全瘫痪

中风后失语

饮水呛咳、吞咽困难、言语含糊，无舌肌萎缩，咽反射存在，下颌反射增强

假性延髓麻痹（假性球麻痹）

主治疾病

舌三针、脑三针、风池、翳风

假性延髓麻痹（假性球麻痹）

临证配伍

中风后失语

舌三针、颞三针、金津、玉液

舌三针

穴位组成

舌Ⅰ针（上廉泉）

局部选穴
舌下三针
舌疾主之

舌Ⅱ针（廉泉左）

苏厥开窍、利咽生津

舌Ⅲ针（廉泉右）

刺灸方法

舌Ⅰ针（上廉泉） 直刺1~1.5寸

呈品字形分布

玉液　金津

舌Ⅲ针（廉泉右）　舌Ⅱ针（廉泉左）

朝舌Ⅰ针斜刺1~1.5寸　朝舌Ⅰ针斜刺1~1.5寸

舌三针诊疗机制

　　舌三针三穴均位于舌根部，是靳老根据病灶局部选穴组方。廉泉，位于舌根部，故又名舌本，本穴为任脉脉气所发，穴上部有喉结，内当舌体根部，故为治疗舌疾之要穴。靳老根据《素问·刺疟篇》云"舌下两脉者，廉泉也"，《医经理解》云"廉泉非一穴也"，认为廉泉两侧也应属于其组成部分，因此三穴共用，可苏厥开窍、通脑醒神、利咽生津，主治中风失语、吞咽困难等舌窍失灵之疾。

　　从解剖学上看，语言功能和吞咽运动依赖舌肌和咽肌，它们由舌下神经、迷走神经和舌咽神经支配。脑卒中后上述神经瘫痪，导致语言謇涩、吞咽困难。针刺舌下三穴，可直接刺激舌下神经、迷走神经和舌咽神经，刺激舌咽肌群，有利于改善中风失语、吞咽困难等症状。

鉴别诊断

鉴别要点	假性延髓麻痹(假性球麻痹)		延髓麻痹(真性球麻痹)
病变部位	皮质延髓束	皮质延髓束	延髓
病因	两侧脑血管病变，如多发性脑梗死或多次脑血管意外		脑干肿瘤、延髓梗死
主要症状	饮水呛咳、吞咽困难、言语含糊		舌肌萎缩、纤颤，咽反射消失

巩固提高

请圈出正确穴位

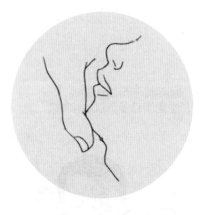

承浆

廉泉

上廉泉

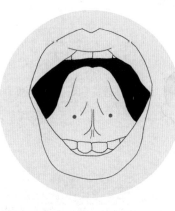

龈交

金津、玉液

水沟

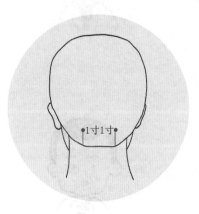

风池

风门

风府

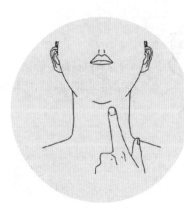

大迎

廉泉左

天鼎

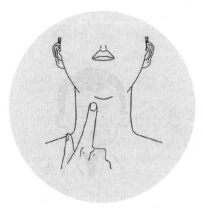

廉泉右

天突

颊车

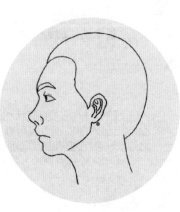

完骨

耳门

翳风

5 面肌针（眼肌痉挛：四白、阿是穴）
（口肌痉挛：地仓透颊车、口禾髎、迎香）

课前导读

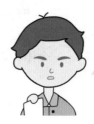

医生您好，我从两个月前开始出现右侧面部肌肉不自主地跳动，在神经内科开了一些药，吃了没有太大作用，想问问针灸可以治疗吗？

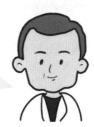

除了面部肌肉跳动，还有其他不适症状吗，比如手脚麻木、头晕头痛？

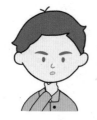

没有其他不舒服，只有眼睑下方和嘴角不自主地跳动，还有睡眠不太好。

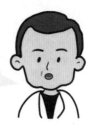

这种跳动是频繁发作，还是偶尔发作？是否做过相关检查？

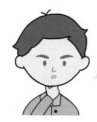

之前跳跳停停，最近比较频繁，做过面部肌电图，您看一下，我想针灸试试看。

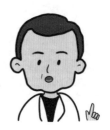

好的，根据您的症状和肌电图结果（提示右侧面神经部分性损伤），可以诊断为面肌痉挛。针灸治疗有一组穴位叫做"面肌针"，主治面肌痉挛。

穴位详解

眼肌痉挛

定位 在面部，目正视，瞳孔直下，当眶下孔凹陷处

主治 目疾：目赤痛痒、目翳、近视
面部疾病：口眼歪斜、三叉神经痛

刺灸法 直刺或斜刺0.3~0.5寸

四白

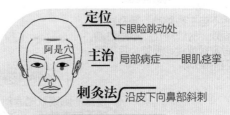

定位 下眼睑跳动处

主治 局部病症——眼肌痉挛

刺灸法 沿皮下向鼻部斜刺

下眼睑阿是穴（天应）

口肌痉挛

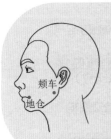

定位 地仓：在面部，口角外侧，上直对瞳孔
颊车：在面颊部，下颌角前上方约一横指（中指），当咀嚼时咬肌隆起，按之凹陷处

主治 口角歪斜、流涎、三叉神经痛、齿痛、牙关不利

刺灸法 地仓向颊车透刺0.5~0.8寸

地仓透颊车（地仓、颊车）

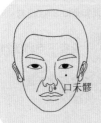

定位 在上唇部，鼻孔外缘直下，平水沟

主治 鼻衄、口眼歪斜、面肌痉挛

刺灸法 直刺0.3~0.5寸，或向水沟透刺0.5~0.8寸

口禾髎

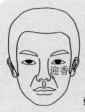

定位 在鼻翼外缘中点旁，当鼻唇沟中

主治 近治作用——鼻塞、鼻衄、口歪、面痒
特殊作用——呃逆

刺灸法 略向内上方斜刺或平刺0.3~0.5寸

迎香

思维导图

眼肌痉挛
眼睑不自主地跳动，牵及眉际或面颊，时作时止，不能控制，重者震颤或跳动频繁，甚则可伴口角牵动

口肌痉挛
口轮匝肌阵发性不自主地抽搐，严重者口角向同侧歪斜，无法说话，眼不能睁开，一次抽搐短则数秒，长至十余分钟

面肌痉挛
是指一侧或双侧面部肌肉呈阵发性的不自主抽搐，在情绪激动或紧张时加重，严重时可出现睁眼困难、口角歪斜以及耳内抽动样杂音，可分为眼肌痉挛和口肌痉挛

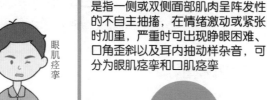

眼肌痉挛

口肌痉挛

面肌针

主治疾病

临证配伍

眼肌痉挛 —— 面肌针［四白、下眼睑阿是穴（天应）］、攒竹、太阳

口肌痉挛 —— 面肌针（地仓透颊车、口禾髎、迎香）、合谷

穴位组成

四白 —— 通调眼部经气

局部取穴
近治作用
疏通经络

下眼睑阿是穴（天应）

地仓透颊车

口禾髎

迎香 —— 通调口部经气

其他疗法

温和灸 —— 温经散寒，扶正祛邪 —— 足三里、合谷等

刺灸方法

四白 —— 直刺或斜刺0.3～0.5寸

下眼睑阿是穴（天应） —— 沿皮下向鼻部斜刺

地仓透颊车 —— 地仓向颊车透刺0.5～0.8寸

迎香 —— 略向内上方斜刺或平刺0.3～0.5寸

口禾髎 —— 直刺0.3～0.5寸，或向水沟透刺0.5～0.8寸

透刺法 —— 一针两穴，活血通经、通调局部气血、息风止痉 —— 地仓透颊车、口禾髎透水沟等

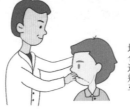

地仓透颊车

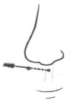

口禾髎透水沟

推拿

【操作】患者取仰卧位。医者坐于其头端方凳上，用一指禅推法沿四白→颧髎→迎香→口禾髎→颊车→地仓往返治疗5分钟，穴位处重点操作。大鱼际揉法沿面部肌肉走行方向治疗5~8次，最后用三指提捏搓捻法在痉挛最强处操作3~5次。

【方义】推拿以近治为主，作用于患侧面神经与面肌分布部位，推以疏通，搓捻以止痉，揉以活血，可通调经络、调和气血。

【疗效机制】推拿手法可改善面肌局部气血循环，增加患处营养供给，加快代谢，修复受损组织，缓解痉挛。

透刺法

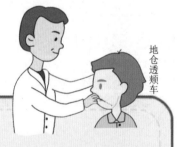

地仓透颊车

【操作】捏起穴位皮肤，针尖朝向所透穴位，捻转平行地直达到穴位的肌层，留针。出针时把针尖退回原来穴位，用消毒棉球紧压片刻，防止出血。操作时动作要轻巧，切忌大幅度捻转、提插。

【优点】①精简用穴，避免多针多穴，减轻患者痛苦，扩大针刺作用；②增强刺激量，针感易扩散、传导，效果优于分刺两穴。

【适应病症】疾病顽固期，如面肌痉挛顽固期，可采用地仓透颊车、口禾髎透水沟、四白透颧髎、迎香透鼻通。

【疗效机制】透刺诸穴多分布于额部、眼周、颧部、颞部、颊部、口周等，与当代解剖学额肌、眼轮匝肌、颧肌、颞肌、颊肌、口轮匝肌等表情肌位置对应，以上肌群更是面肌痉挛常见患肌，故透刺可起到降低神经兴奋性、缓解痉挛的目的。

巩固提高

请圈出正确穴位

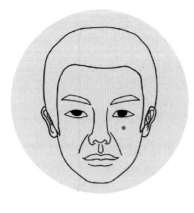

承泣

四白

球后

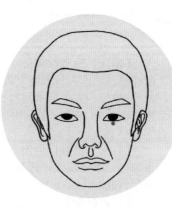

下眼睑阿是穴

睛明

瞳子髎

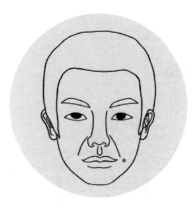

龈交

口禾髎

地仓

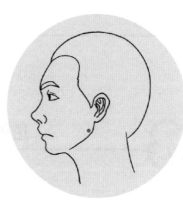

大迎

颊车

颧髎

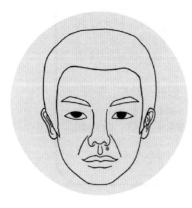

素髎

水沟

口禾髎

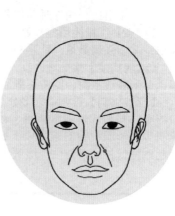

迎香

上迎香

兑端

6 叉三针（太阳、下关、阿是穴）

课前导读

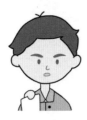

医生，我吃饭的时候，会出现右侧嘴角上方针扎一样的疼痛，神经内科医生说是三叉神经痛，给开了药，有盐酸曲马多、卡马西平，现在只能吃药控制，但我听说这些药物不适合长期服用，针灸可以治疗这个病，就过来找您试试看。

根据您目前的症状和疼痛部位，初步判断为三叉神经下颌支疼痛，针灸疗法可起到止痛作用。由于三叉神经痛一般病程较长，治疗棘手，需要您配合按疗程规范治疗，症状缓解后西药即可逐渐减量或者停药。

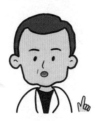

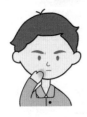

这个病疼痛太难以忍受了，我会好好配合治疗的。

三叉神经痛除了采用"叉三针"治疗之外，因为这种疾病发作或者症状加重往往与情绪变化和疲劳有关，所以治疗期间建议不要操劳过度，同时也要注意避免情绪剧烈波动和食用辛辣刺激食物。

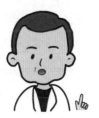

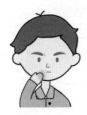

好的，谢谢医生！

穴位详解

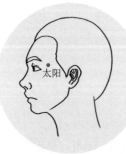

太阳

定位 在颞部，眉梢与目外眦之间，向后约一横指的凹陷处

主治 局部病症——头痛、目疾、面瘫

刺灸法 直刺或斜刺0.8~1寸

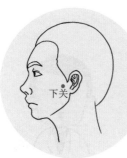

下关

定位 在耳前，当颧弓与下颌切迹所形成的凹陷中，合口有孔，张口即闭，宜闭口取穴

主治 面口疾患：牙关不利、三叉神经痛、齿痛、口眼歪斜
耳疾：聤耳、耳鸣、耳聋

刺灸法 直刺0.5~1寸；留针时不可做张口动作，以免折针

阿是穴

定位 在额部，瞳孔直上，眉毛正中

主治 眉棱骨痛、目赤肿痛、口眼歪斜

刺灸法 鱼腰向阳白或丝竹空透刺

鱼腰 三叉神经第一支（眼支）

定位 在额部，目正视，瞳孔直上，眉上1寸处

主治 眼睑下垂、视物模糊、头痛、目眩

刺灸法 鱼腰和阳白互相透刺

阳白 三叉神经第一支（眼支）

定位 在面部，目正视，瞳孔直下，当眶下孔凹陷处

主治 眼睑瞤动、头面疼痛、口眼歪斜

刺灸法 直刺或斜刺0.3~0.5寸

四白 三叉神经第二支（上颌支）

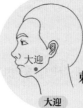

定位 在下颌角前方，咬肌附着部的前缘，当面动脉搏动处

主治 面颊肿痛、齿痛、口眼歪斜

刺灸法 向口角方向平刺1~1.2寸

大迎 三叉神经第三支（下颌支）

思维导图

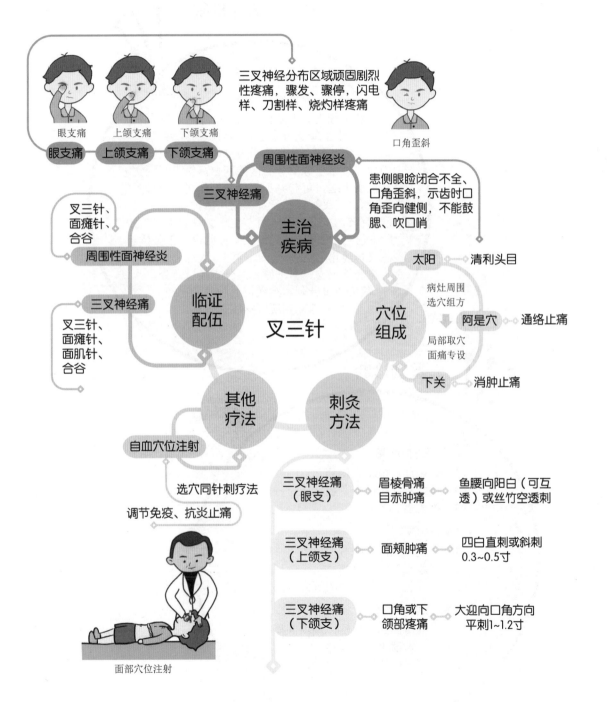

三叉神经分布区域顽固剧烈性疼痛，骤发、骤停，闪电样、刀割样、烧灼样疼痛

眼支痛　上颌支痛　下颌支痛

口角歪斜

眼支痛　上颌支痛　下颌支痛

周围性面神经炎

患侧眼睑闭合不全、口角歪斜，示齿时口角歪向健侧，不能鼓腮、吹口哨

三叉神经痛

叉三针、面瘫针、合谷

周围性面神经炎

叉三针、面瘫针、面肌针、合谷

三叉神经痛

临证配伍

主治疾病

叉三针

穴位组成

太阳 — 清利头目

病灶周围选穴组方
↓
局部取穴面痛专设

阿是穴 — 通络止痛

下关 — 消肿止痛

其他疗法

刺灸方法

自血穴位注射

选穴同针刺疗法

调节免疫、抗炎止痛

面部穴位注射

三叉神经痛（眼支） — 眉棱骨痛 目赤肿痛 — 鱼腰向阳白（可互透）或丝竹空透刺

三叉神经痛（上颌支） — 面颊肿痛 — 四白直刺或斜刺 0.3~0.5寸

三叉神经痛（下颌支） — 口角或下颌部疼痛 — 大迎向口角方向 平刺1~1.2寸

叉三针诊疗机制

三叉神经分为眼支、上颌支和下颌支。太阳位于眼支分布区，下关位于上颌支分布区，均可疏通经络、消肿止痛；配合分别位于眼支分布区的鱼腰、阳白，位于上颌支分布区的四白，位于下颌支分布区的大迎，可起到加强疗效的作用。现代医学研究表明，三叉神经感觉纤维第一级神经元位于三叉神经半月节，三叉神经半月节位于颞骨岩尖三叉神经压迹处，此位置正好外对太阳；四白、下关位于三叉神经第二支——上颌神经，大迎位于三叉神经第三支——下颌神经分支经过之处，故可通过针刺本组穴位刺激三叉神经，从而起到缓解疼痛之效。

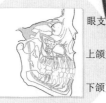

眼支

上颌支

下颌支

鉴别诊断

1.三叉神经痛

（1）针刺样、电击样剧痛。

（2）疼痛持续时间短，数秒至1～2分钟。

（3）扳机点。

三叉神经痛

2.偏头痛

（1）一侧额颞部疼痛。

（2）伴恶心呕吐、畏光。

（3）情绪刺激、月经来潮等为诱因。

偏头痛

3.紧张性头痛

（1）多为两额部、后枕、颈项部疼痛。

（2）头部紧箍感、压迫感。

（3）头痛呈持续性。

紧张性头痛

巩固提高

请圈出正确穴位

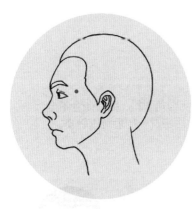

太阳

颧髎

丝竹空

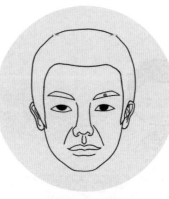

攒竹

睛明

鱼腰

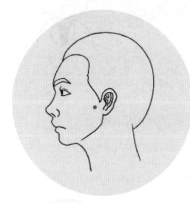

上关

下关

听宫

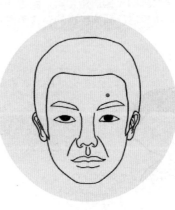

头维

阳白

神庭

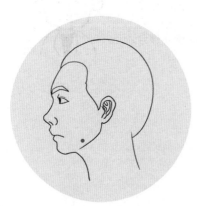

颊车

大迎

地仓

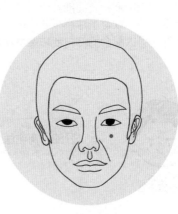

四白

瞳子髎

承泣

7 面瘫针 （口角歪斜：翳风、地仓颊车互透、迎香）
（眼睑闭合不全：阳白、太阳、四白）

课前导读

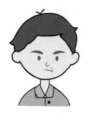

靳医生，我前几天吹风后出现左侧口角歪斜、眼睑闭合不全、耳后疼痛，前一周在神经内科治疗，医生说一周后可以针灸。

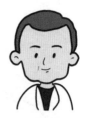

您目前的左侧口角歪斜、眼睑闭合不全都是由面神经炎导致的，针灸是治疗面神经炎的有效手段，往往越早干预效果越好。

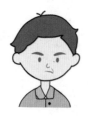

医生，我想请教下在针灸治疗的同时还需要注意什么？

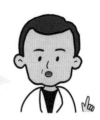

我会使用"面瘫针"给您进行针灸治疗，中医认为面神经炎往往与风邪侵袭面部脉络有关，所以建议治疗期间面部尽量避免吹风，饮食上注意少吃辛辣食物，当然还要避免烟酒刺激。此外，可以配合面部自我按摩与功能锻炼，这样就能更快恢复。

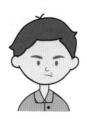

好的，谢谢医生！

扫码获取
▶ 穴位视频
▶ 穴组速查
▶ 速记歌诀
▶ 参考答案

穴位详解

口角歪斜

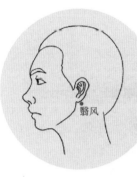

翳风

定位	在耳垂后方，当乳突与下颌角之间的凹陷处
主治	耳疾：耳鸣、耳聋 面口病症：面瘫、齿痛、牙关紧闭
刺灸法	直刺0.5~1寸，以出现酸胀感为度

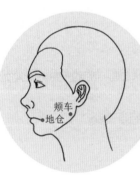

地仓颊车互透

定位	地仓——在面部，口角外侧，上直对瞳孔 颊车——在面颊部，下颌角前上方约一横指（中指），当咀嚼时咬肌隆起，按之凹陷处
主治	口角歪斜、流涎、三叉神经痛、齿痛、牙关不利
刺灸法	地仓与颊车互透(从地仓刺入穴位，针尖到达颊车皮下，反之亦然)

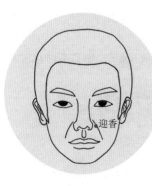

迎香

定位	在鼻翼外缘中点旁，当鼻唇沟中
主治	近治作用——鼻塞、鼻衄、口歪、面痒 特殊作用——呃逆
刺灸法	沿鼻唇沟向上斜刺0.3~0.5寸

眼睑闭合不全

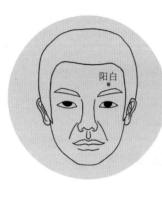

阳白

定位　在前额部，目正视，瞳孔直上，眉上1寸处

主治　目疾：近视、眼睑下垂
头面疾患：面神经麻痹、头痛

刺灸法　向下平刺0.3~0.5寸

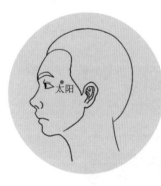

太阳

定位　在颞部，眉梢与目外眦之间，向后约一横指的凹陷处

主治　局部病症——头痛、目疾、面瘫

刺灸法　直刺或斜刺0.8~1寸

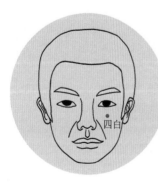

四白

定位　在面部，目正视，瞳孔直下，当眶下孔凹陷处

主治　目疾：目赤痛痒、目翳、近视
面部疾病：口眼歪斜、三叉神经痛

刺灸法　直刺或斜刺0.3~0.5寸

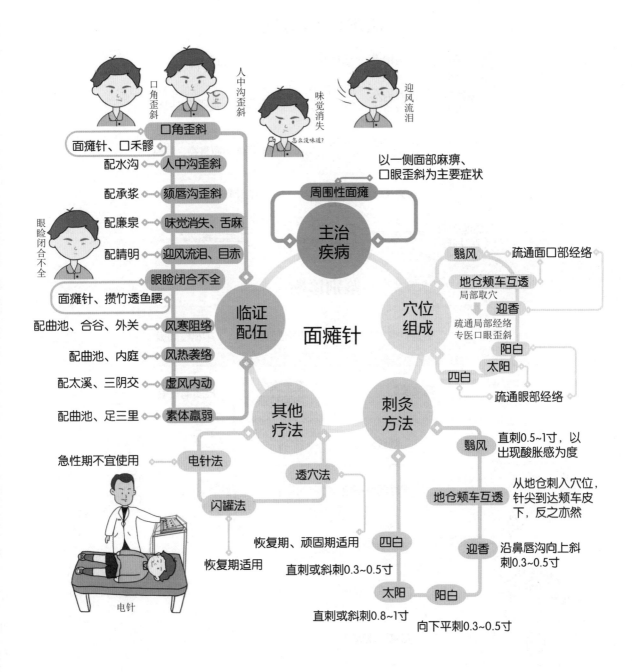

口角歪斜

人中沟歪斜

味觉消失？
怎么没味道？

迎风流泪

口角歪斜

面瘫针、口禾髎

配水沟 → 人中沟歪斜

配承浆 → 颏唇沟歪斜

配廉泉 → 味觉消失、舌麻

配睛明 → 迎风流泪、目赤

眼睑闭合不全

面瘫针、攒竹透鱼腰

配曲池、合谷、外关 → 风寒阻络

配曲池、内庭 → 风热袭络

配太溪、三阴交 → 虚风内动

配曲池、足三里 → 素体羸弱

以一侧面部麻痹、口眼歪斜为主要症状

周围性面瘫

主治疾病

临证配伍

面瘫针

穴位组成

翳风 → 疏通面口部经络

地仓颊车互透
局部取穴

迎香
疏通局部经络
专医口眼歪斜

阳白

太阳

四白 → 疏通眼部经络

刺灸方法

其他疗法

急性期不宜使用 → 电针法

透穴法

闪罐法

恢复期、顽固期适用

恢复期适用

翳风 → 直刺0.5~1寸，以出现酸胀感为度

地仓颊车互透 → 从地仓刺入穴位，针尖到达颊车皮下，反之亦然

四白

迎香 → 沿鼻唇沟向上斜刺0.3~0.5寸

直刺或斜刺0.3~0.5寸

太阳 → 阳白

直刺或斜刺0.8~1寸

向下平刺0.3~0.5寸

电针

周围性面瘫分期

分期	病情特点	治疗要点	宜忌
急性期（1周内）	疾病始发，病位较浅	取穴宜少，远端为主，轻浅刺激	忌多穴、强刺激、电针
恢复期（2~4周）	至关重要，影响预后	局部取穴，电针、闪罐	忌辛辣刺激食物、冷风
顽固期（5~8周）	病情迁延	透穴疗法，隔日针刺	电针刺激不宜过大
后遗症期（2个月后）	治疗效果差	配合灸法，间隔2~3日	加强自我按摩

鉴别诊断

鉴别要点		周围性面瘫	中枢性面瘫
病变部位		茎乳突孔内面神经	皮质脑干束
临床症状	额纹消失	+	−
	眼睑闭合不全	+	−
	鼻唇沟变浅	+	+
	口角歪向健侧	+	+
	同侧肢体瘫痪	−	+

周围性面瘫

中枢性面瘫

请圈出正确穴位

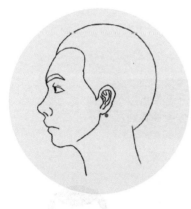

安眠

翳明

翳风

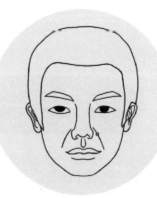

廉泉

迎香

上迎香

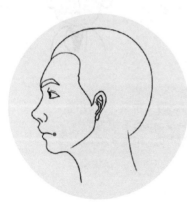

地仓

颊车

大迎

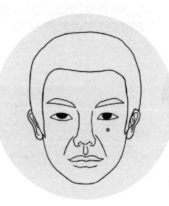

四白

巨髎

印堂

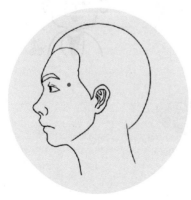

睛明

承泣

太阳

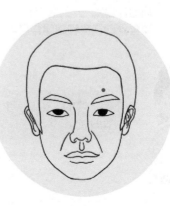

阳白

鱼腰

球后

8 突三针（水突、扶突、天突）

课前导读

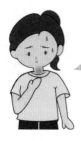

医生，我的颈部有异物感已经半年多了，最近半个月异物感加重了，去医院检查，诊断为结节性甲状腺肿。

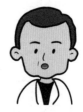

您觉得自己的情绪波动大吗？是否有规律的作息？吞咽时结节是否能随之移动？有无疼痛感？

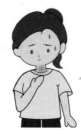

这半年来，我的确觉得自己比较容易急躁、生气，一般晚上十二点多睡觉，吞咽时结节能上下移动，没有疼痛感。外科医生建议手术治疗，目前正在服用优甲乐，希望暂不手术，通过保守治疗改善症状。

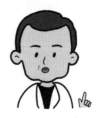

可以通过"突三针"结合调神针法进行治疗，每周治疗2次，一共治疗1个月。除此之外，还要注意清淡营养的饮食和规律作息。

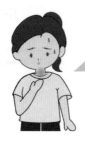

好的，谢谢医生，我会积极配合治疗调理的。

穴位详解

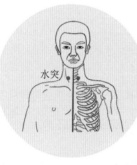

水突

定位 在颈部，胸锁乳突肌的前缘，当人迎与气舍连线的中点

主治 咽喉肿痛、吞咽困难、呃逆等咽喉疾患
咳嗽、气喘等肺系疾患
瘿病

刺灸法 直刺0.3~0.5寸

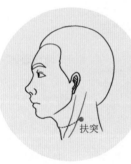

扶突

定位 在颈外侧部，喉结旁，当胸锁乳突肌前、后缘之间

主治 咽喉肿痛、暴喑等咽喉病症
咳嗽、气喘等肺系疾患
瘿病

刺灸法 平刺0.5~0.8寸

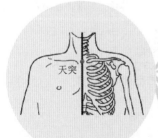

天突

定位 在颈部，前正中线上，胸骨上窝正中

主治 咽喉肿痛、哮喘、咳嗽、胸痛等肺系病症
呃逆、梅核气、噎膈等气机不畅病症
瘿病

刺灸法 先直刺0.2~0.3寸，然后针尖向下，紧靠胸骨柄后方刺入1~1.5寸。必须严格掌握针刺的角度与深度，以防刺伤肺部及有关动静脉

思维导图

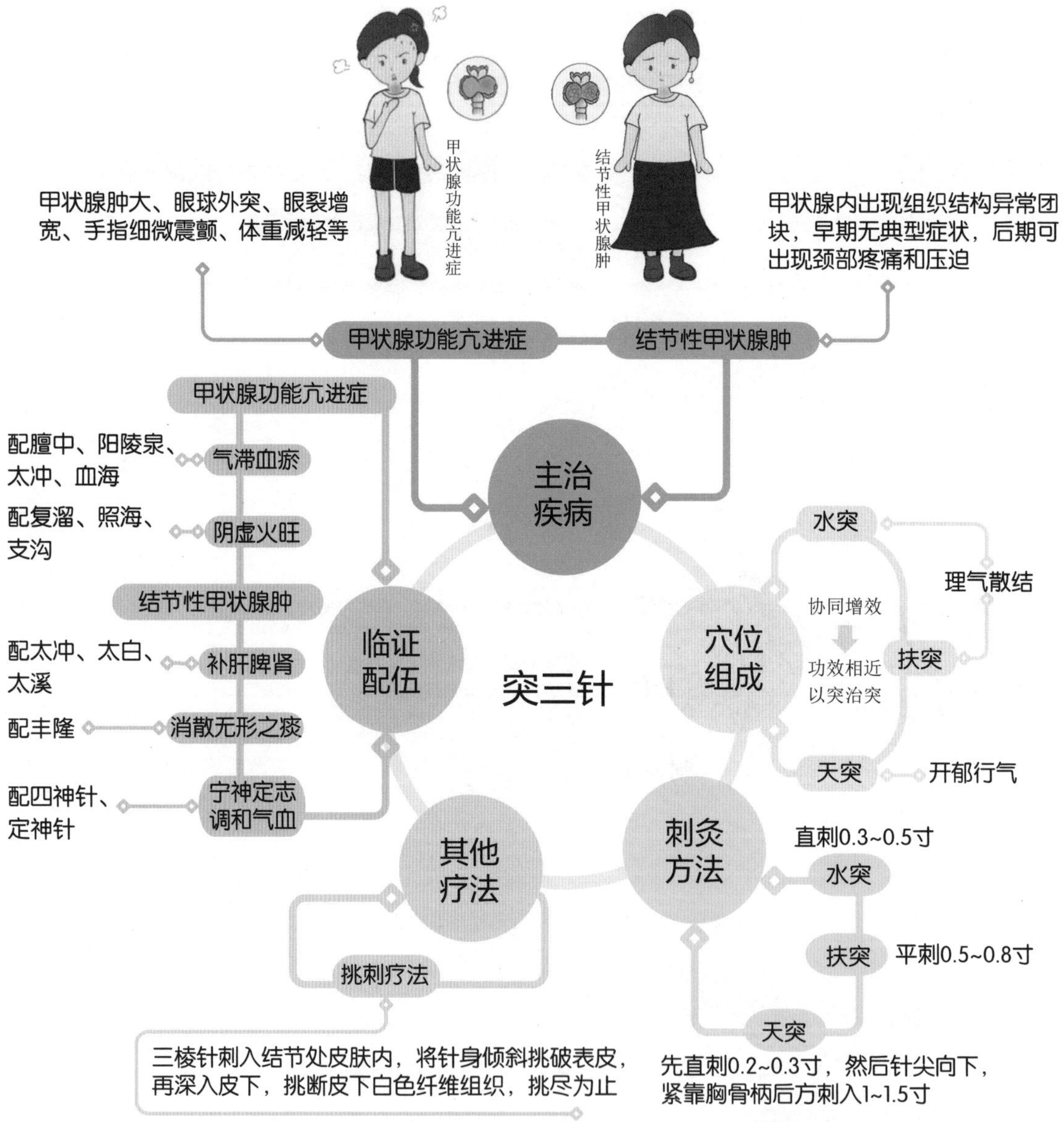

突三针
主治疾病
甲状腺功能亢进症
甲状腺肿大、眼球外突、眼裂增宽、手指细微震颤、体重减轻等
结节性甲状腺肿
甲状腺内出现组织结构异常团块，早期无典型症状，后期可出现颈部疼痛和压迫
甲状腺功能亢进症
结节性甲状腺肿
穴位组成
水突
扶突
天突
协同增效
功效相近
以突治突
理气散结
开郁行气
刺灸方法
水突
直刺0.3~0.5寸
扶突
平刺0.5~0.8寸
天突
先直刺0.2~0.3寸，然后针尖向下，紧靠胸骨柄后方刺入1~1.5寸
其他疗法
挑刺疗法
三棱针刺入结节处皮肤内，将针身倾斜挑破表皮，再深入皮下，挑断皮下白色纤维组织，挑尽为止
临证配伍
甲状腺功能亢进症
气滞血瘀
配膻中、阳陵泉、太冲、血海
阴虚火旺
配复溜、照海、支沟
结节性甲状腺肿
补肝脾肾
配太冲、太白、太溪
消散无形之痰
配丰隆
宁神定志调和气血
配四神针、定神针

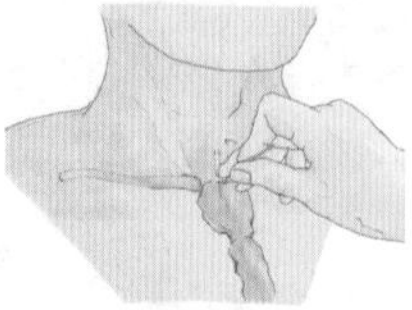

天突针刺操作方法

知识拓展

靳三针论治结节性甲状腺肿

突三针针刺操作

　　水突、扶突位于颈部，针刺前先以指探穴，触摸病变部位大小、质地，做到指下明了。针刺水突和扶突时应向甲状腺方向沿皮平刺，不宜针刺过深，以免损伤甲状腺。天突位于前正中线上，胸骨上窝中央，针前亦需先探穴，天突可沿胸骨柄后方斜刺 1～1.5 寸，要注意防止发生气胸。

【主穴】突三针、四神针、定神针。

【配穴】丰隆、太冲、太白、太溪。

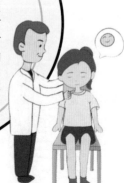

聚神、察神

针刺治神特色

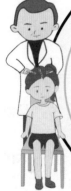

入神、合神

　　针刺前——聚神、察神——聚医者之神，察患者之神——医者全神贯注，手不离针、眼不离穴，患者取仰卧位或坐位，暴露颈部、手足部，嘱患者放松，自然呼吸。

　　针刺时——入神、合神——手法形神合一、医患两神合一——四神针依次向百会前、后、左、右4个方向向外斜刺；定神针向下平刺。医者进针前先用针尖轻刮穴位处皮肤，使患者的神气集聚于即将针刺的穴位处，达医患两神合一之效。

　　针刺后——静神、养神——起居有常，不妄作劳——嘱咐患者温和灸甲状腺局部、调畅情志。

静神、养神

请圈出正确穴位

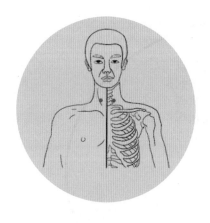

水突

人迎

天鼎

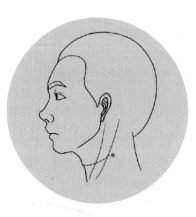

大窗

扶突

缺盆

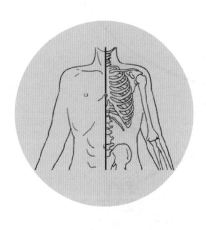

天枢

膻中

气海

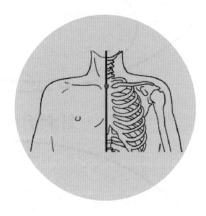

廉泉

气舍

天突

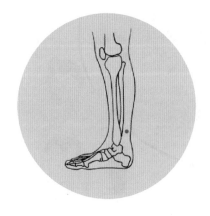

三阴交

复溜

足三里

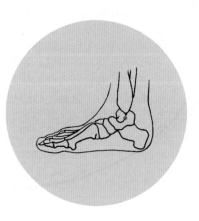

照海

太溪

太冲

⑨ 颈三针（百劳、大杼、天柱）

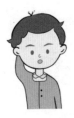

📍 课前导读

靳医生您好，我这两天又落枕了，早上起床感觉右侧颈项部疼痛，现在脖子转动都费劲。

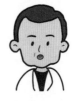

您之前也出现过颈项部僵硬疼痛或者落枕这种情况吗？

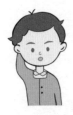

是的，这两年落枕过几次，有时按摩后好些，但症状总是会反复。

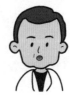

经常性的落枕往往与睡姿不当、风寒刺激、颈椎小关节稳定性下降等有关，您近期是否做过颈部X线、CT等辅助检查？

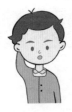

做过的，颈部X线检查结果显示轻度骨质增生、颈椎生理曲度变直。

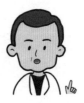

好的，颈部X线检查结果我详细看了，您的情况可采用"颈三针"治疗，同时配合局部功能锻炼如米字操，往往治疗3~5次就能起到较好的效果。

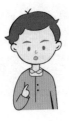

好的，我按照您说的方法坚持治疗和锻炼，希望能够快点好起来。

穴位详解

扫码获取
- 穴位视频
- 穴组速查
- 速记歌诀
- 参考答案

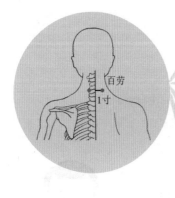

百劳

定位 在项部，当大椎直上2寸，后正中线旁开1寸

主治 近治作用——颈项强痛、颈性眩晕
特殊作用——肺结核、颈淋巴结结核

刺灸法 直刺或向脊柱方向斜刺0.5~1寸

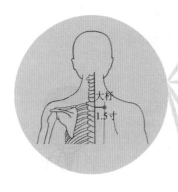

大杼

定位 在背部，当第1胸椎棘突下，旁开1.5寸

主治 近治作用——颈项强痛、肩背痛
特殊作用——腰痛、膝痛等骨病

刺灸法 直刺或向脊柱方向斜刺0.5~0.8寸。深部为胸膜及肺脏，故不宜深刺；深刺易引起气胸

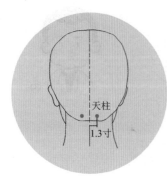

天柱

定位 在项部，大筋（斜方肌）外缘之后发际凹陷中，约当后发际正中旁开1.3寸

主治 近治作用——颈项强痛、落枕、头痛、眩晕
特殊作用——癫狂病等神志病

刺灸法 直刺或向脊柱方向斜刺0.5~0.8寸，不可向内上方深刺，以免伤及延髓

思维导图

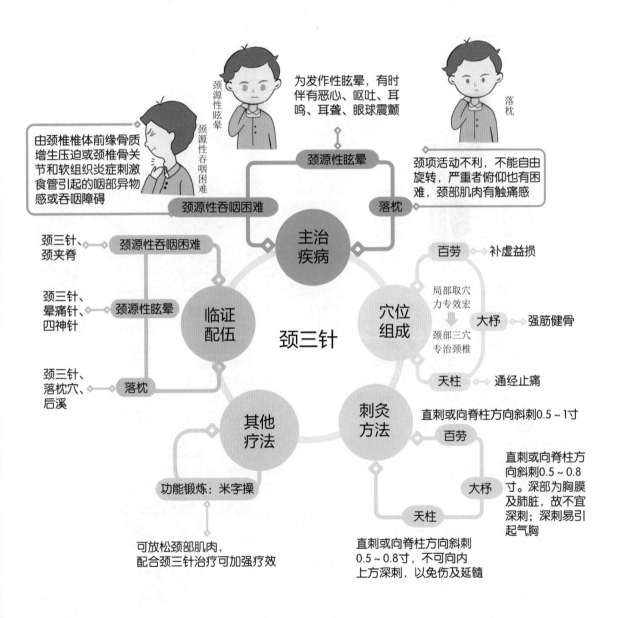

为发作性眩晕，有时伴有恶心、呕吐、耳鸣、耳聋、眼球震颤

由颈椎椎体前缘骨质增生压迫或颈椎骨关节和软组织炎症刺激食管引起的咽部异物感或吞咽障碍

颈项活动不利，不能自由旋转，严重者俯仰也有困难，颈部肌肉有触痛感

颈源性眩晕

颈源性吞咽困难

颈源性眩晕

落枕

落枕

主治疾病

颈三针、颈夹脊 —— 颈源性吞咽困难

颈三针、晕痛针、四神针 —— 颈源性眩晕

颈三针、落枕穴、后溪 —— 落枕

临证配伍

颈三针

穴位组成

百劳 —— 补虚益损

局部取穴力专效宏
⬇
颈部三穴专治颈椎

大杼 —— 强筋健骨

天柱 —— 通经止痛

刺灸方法

直刺或向脊柱方向斜刺0.5～1寸

百劳

直刺或向脊柱方向斜刺0.5～0.8寸。深部为胸膜及肺脏，故不宜深刺；深刺易引起气胸

大杼

天柱

直刺或向脊柱方向斜刺0.5～0.8寸，不可向内上方深刺，以免伤及延髓

其他疗法

功能锻炼：米字操

可放松颈部肌肉，配合颈三针治疗可加强疗效

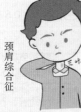
鉴别诊断

1.椎动脉型颈椎病

多由颈椎退行性病变所引起，表现为猝倒或发作性眩晕、恶心、耳鸣及耳聋。好发于50岁以上中老年人，以男性居多。采用颈三针配合晕痛针、四神针治疗效果较好。

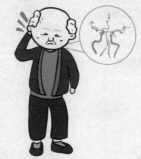

椎动脉型颈椎病

2.神经根型颈椎病

由颈神经根受压引起，表现为颈肩部疼痛及上肢放射性疼痛、麻木、乏力等。好发于中年人，但有年轻化趋势。采用颈三针配合手三针治疗效果较好。

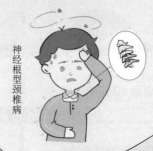

神经根型颈椎病

3.颈肩综合征

颈项部僵硬不适、活动不利，与颈肩部肌肉劳损、颈椎退行性病变有关。颈肩部肌肉韧带钙化活动时会出现弹响声。如果颈椎退行性病变（如椎间盘突出、骨质增生）压迫神经、血管，也会出现上肢无力、手指麻木的情况。采用颈三针配合手三针、列缺治疗效果较好。

颈肩综合征

4.颈源性吞咽困难

颈源性吞咽障碍指颈椎椎体前缘骨质增生刺激或压迫食管所致的吞咽动作障碍或咽部异物感。多见于中青年女性，有长时间低头伏案工作或从事头部活动频繁的工作史。采用颈三针配合颈夹脊、舌三针治疗有一定效果。

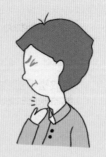

颈源性吞咽困难

5.落枕

表现为晨起颈肩部出现急性疼痛、活动受限症状，主要与睡姿不佳、枕头不合适等有关。采用颈三针配合落枕穴、后溪往往可起到立竿见影之效。

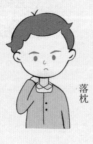

落枕

知识拓展

米字操

1.预备式

可以盘坐在垫子上，或者坐在椅子上，腰背挺直，尽量让颈部伸展，下颌略收，双臂放松下垂，肩膀向后微微张开。感觉整个身体充分拉伸，保持5秒钟，然后慢慢放松。注意不要闭眼，目视前方。

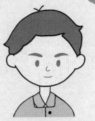

预备式

2.前屈式

自预备式，缓慢向前屈颈低头，双肩打开，肩膀有向后牵引的趋势，直至颈肩肌肉感到绷紧为止，保持5秒钟，然后缓慢放松恢复原位。

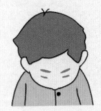

前屈式

3.左侧式

自预备式，头部缓慢偏向左侧，感觉让左耳向左肩贴近，使右侧颈肩肌肉感到绷紧为止，同时右臂尽力向下伸，脊柱保持挺直，之后缓慢放松恢复到预备式。

左侧式

4.右侧式

自预备式，头部慢慢偏向右侧，让右耳与右肩靠近。与左侧式方向相反，动作一致。

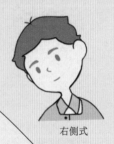

右侧式

5.左转式

自预备式，头部向左侧扭转，目光尽量看向身体后方，但是身体不能转动，保持5秒钟，之后恢复原位。

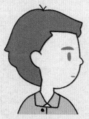

左转式

6.右转式

自预备式，头部向右侧扭转，与左转式方向相反，动作一致。

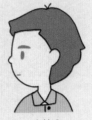

右转式

请圈出正确穴位

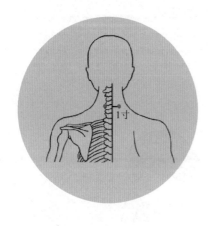

百劳

大椎

哑门

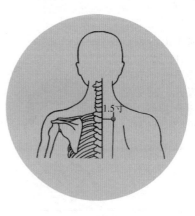

定喘

大杼

肩井

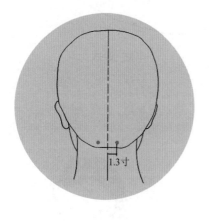

天柱

风池

风府

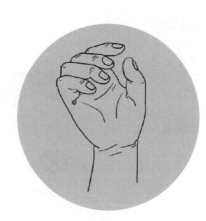

后溪

合谷

养老

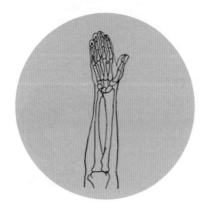

劳宫

中冲

落枕穴

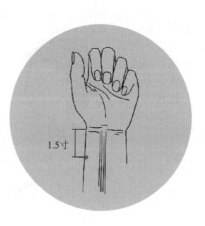

尺泽

列缺

阳溪

10 褐三针（颧髎、太阳、下关）

课前导读

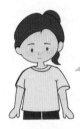

医生，我这几年脸上长了黄褐斑，最近好像越来越严重了，使用祛斑产品也半年多了，一开始好像有些作用，后来颜色又加深了，所以想系统治疗。

中医认为黄褐斑虽发于外，病之根本却在于内，是脏腑气血失调的外在表现，主要是由于肝、肾、脾等脏腑功能紊乱，气血运行失常，不能荣养面部肌肤形成的，所以通过调内乱以消外斑才是治本之法。这也是您使用局部祛斑产品仍反复发作的原因。

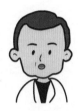

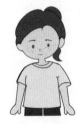

是的，我今年35岁，感觉近几年除了面部出现黄褐斑，还有月经不正常、情绪不太稳定、睡眠也不太好等情况。

您面部黄褐斑颜色呈深褐色，眼周、颧部均有分布，建议使用"褐三针"规范治疗，配合调理脏腑功能，效果会更好。

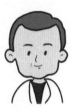

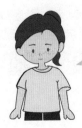

好的，我也希望能够规范治疗，谢谢医生！

穴位详解

扫码获取
- 穴位视频
- 穴组速查
- 速记歌诀
- 参考答案

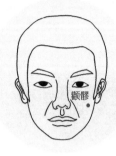

颧髎

定位 在面部，当目外眦直下，颧骨下缘凹陷处

主治 口眼歪斜、面肌痉挛、齿痛、三叉神经痛

刺灸法 直刺0.3~0.5寸，斜刺或平刺0.5~1寸

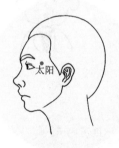

太阳

定位 在颞部，眉梢与目外眦之间，向后约一横指的凹陷处

主治 头痛、目疾、面瘫

刺灸法 直刺或斜刺0.8~1寸

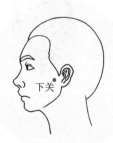

下关

定位 在耳前，当颧弓与下颌切迹所形成的凹陷中，合口有孔，张口即闭。宜闭口取穴

主治 面口疾患：牙关不利、三叉神经痛、齿痛、口眼歪斜 耳疾：聤耳、耳鸣、耳聋

刺灸法 直刺0.5~1寸；留针时不可做张口动作，以免折针

思维导图

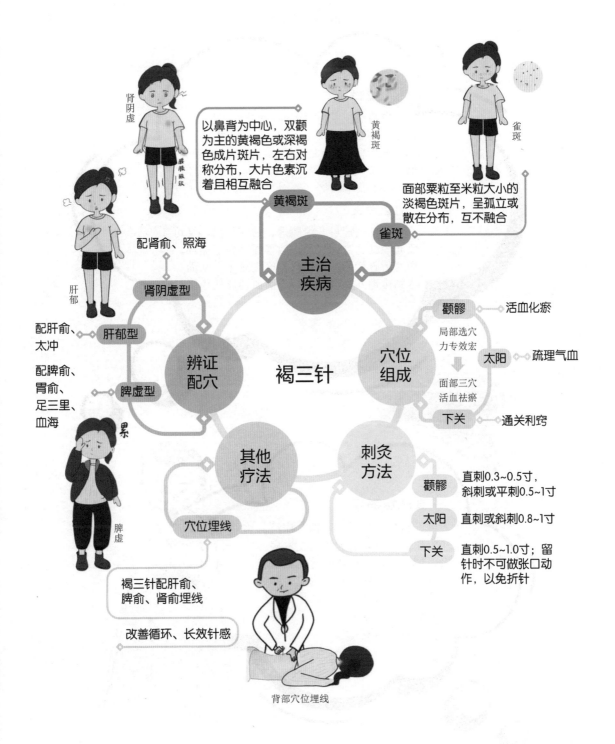

肾阴虚

黄褐斑

雀斑

以鼻背为中心，双颧为主的黄褐色或深褐色成片斑片，左右对称分布，大片色素沉着且相互融合

面部粟粒至米粒大小的淡褐色斑片，呈孤立或散在分布，互不融合

黄褐斑

雀斑

肝郁

配肾俞、照海

肾阴虚型

主治疾病

颧髎 —— 活血化瘀

配肝俞、太冲

肝郁型

局部选穴力专效宏

太阳 —— 疏理气血

配脾俞、胃俞、足三里、血海

辨证配穴

褐三针

穴位组成

面部三穴活血祛瘀

脾虚型

下关 —— 通关利窍

累

其他疗法

刺灸方法

颧髎 直刺0.3~0.5寸，斜刺或平刺0.5~1寸

脾虚

穴位埋线

太阳 直刺或斜刺0.8~1寸

下关 直刺0.5~1.0寸；留针时不可做张口动作，以免折针

褐三针配肝俞、脾俞、肾俞埋线

改善循环、长效针感

背部穴位埋线

面部刮痧

1.操作

先清洁皮肤,再均匀抹润肤乳,按照顺序，用面部刮痧板沿太阳、颧髎、下关单方向刮拭，在色斑、痛点处采用压力大、速度慢的手法。此三穴及黄褐斑部位刮拭速度宜缓慢柔和，力度均匀平稳，以皮肤潮红为度，不要求出痧。每周2次，4周为1个疗程。

2.方义

面部刮痧可开泄腠理、祛邪外出，又可疏通经络、宣通气血，改善面部血液循环，加速新陈代谢，促使代谢产物排出，从而达到排毒养颜健肤、行气活血消斑的作用。

刮痧板

3.注意事项

妇科疾病如月经不调、痛经、子宫肌瘤、卵巢囊肿等引发本病者，或以肝病、结核病等为原发病者，要以治疗原发病为主。同时要建立患者祛斑治疗的信心，嘱咐患者做好生活、饮食及精神调理，方可取效。

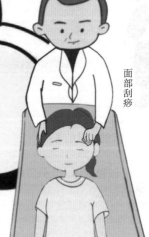

面部刮痧

巩固提高

请圈出正确穴位

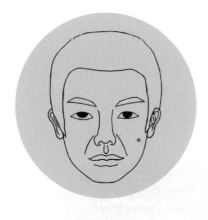

巨髎

四白

颧髎

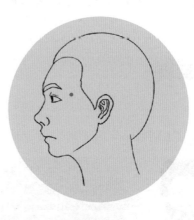

太阳

丝竹空

瞳子髎

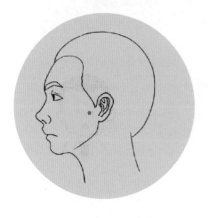

上关

听宫

下关

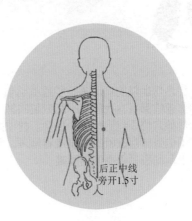

肝俞

胆俞

中枢

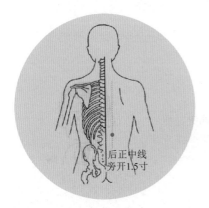

肾俞

命门

志室

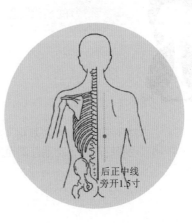

胃俞

脾俞

三焦俞

第2章　神智疾患组穴处方

① 智三针 [神庭、本神（双）]

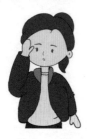

课前导读

靳医生，我爸爸两年前得了中风，住院治疗了一段时间，出院后继续针灸治疗了几个月，现在手脚的活动情况还可以，但发现他发病后开始出现反应迟钝和健忘，睡眠也不好，这种情况可以针灸治疗吗？

结合您提供的病历资料和检查结果，患者属于中风导致的血管性痴呆，我们有一组穴位叫做"智三针"，可以配合其他穴位一起治疗这个疾病。建议家属多陪伴，可以尝试给他听些喜欢听的戏剧或者音乐，坚持治疗可以一定程度上帮助患者提高生活质量。

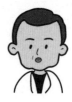

好的，我们会按照您的建议坚持治疗。

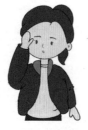

当然还要注意治疗原发病，患者有高血压病史，要规律服用降压药物，定期监测血压，预防中风复发。

穴位详解

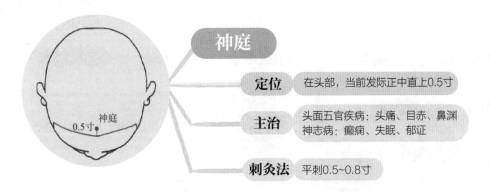

神庭

定位 在头部，当前发际正中直上0.5寸

主治 头面五官疾病：头痛、目赤、鼻渊
神志病：癫痫、失眠、郁证

刺灸法 平刺0.5~0.8寸

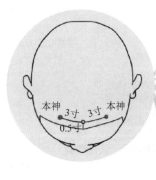

本神（双）

定位 在头部，神庭旁开3寸，当神庭与头维（在头侧部，当额角发际上0.5寸，前正中线旁开4.5寸）连线的内2/3与外1/3的交点处

主治 头面五官疾病：头痛、目眩
神志病：癫痫、小儿惊风、中风

刺灸法 平刺0.5~0.8寸

思维导图

由脑缺血、缺氧、出血、梗死等原因导致的脑血管损伤引发的以学习记忆功能障碍为主的疾病

患儿在出生前到出生后1个月内由各种原因所致的非进行性脑损伤综合征，主要表现为中枢性运动障碍及姿势异常

不同程度的言语发育障碍、人际交往障碍、兴趣狭窄、行为方式刻板等

多种因素导致的常见睡眠障碍，以入睡困难、睡眠维持困难、日间功能损害为特点

与中风事件密切相关，以表情淡漠、情绪低落、反应迟钝、兴趣减退、睡眠障碍及疲劳困乏等为主要表现的心理障碍

血管性痴呆　　小儿脑瘫　　自闭症　　失眠　　中风后抑郁

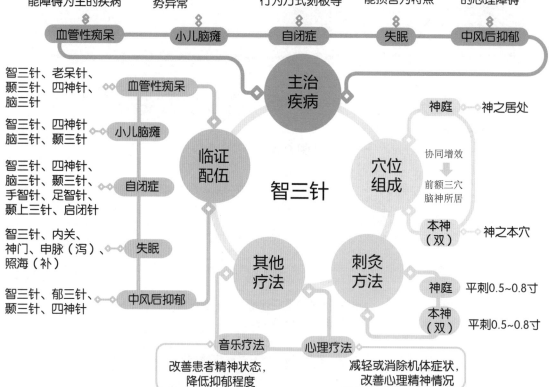

智三针

主治疾病

临证配伍

智三针、老呆针、颞三针、四神针、脑三针　→　血管性痴呆

智三针、四神针、脑三针、颞三针　→　小儿脑瘫

智三针、四神针、脑三针、颞三针、手智针、足智针、颞上三针、启闭针　→　自闭症

智三针、内关、神门、申脉（泻）、照海（补）　→　失眠

智三针、郁三针、颞三针、四神针　→　中风后抑郁

穴位组成

神庭　——　神之居处

协同增效
↓
前额三穴
脑神所居

本神（双）　——　神之本穴

刺灸方法

神庭　平刺0.5~0.8寸

本神（双）　平刺0.5~0.8寸

其他疗法

音乐疗法　改善患者精神状态，降低抑郁程度

以专业音乐及音乐元素作为媒介，以提高个体生活品质，改善健康、社交、沟通、情绪、智力、精神和幸福指数的系统专业过程

音乐疗法

心理疗法　减轻或消除机体症状，改善心理精神情况

医生透过语言或非语言因素来影响患者心理活动，包含支持性心理干预、认知功能干预、放松训练等

心理疗法

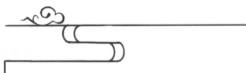

知识拓展

靳三针论治小儿脑瘫——多针多穴，以起沉疴

【主穴】 四神针、脑三针、颞三针。

【配穴】 智力低下——智三针；语言障碍——舌三针；肢体瘫痪——手三针、足三针。

【方义】 小儿脑瘫是指患儿在出生前到出生后 1 个月内由各种原因所致的非进行性脑损伤综合征，主要表现为中枢性运动障碍及姿势异常。症状在婴儿时期出现，可伴有智力低下、行为异常、听觉障碍、视力障碍及学习困难等多种并发症。小儿脑瘫发病率高，多可致残，给家庭和社会带来了严重的精神与经济负担。本病至今国内外仍无特效疗法。

靳三针疗法以"三针"力专效宏、取穴简洁而著称，但也不拘泥于"三针"。对于临床上一些疑难杂症，特别是脑病，区区数针，往往难以奏效，有鉴于此，靳瑞教授大胆提出多针多穴法，如治小儿脑瘫，选多个穴组。靳教授认为，不如此则好似杯水车薪，殊难建功，从他诊治近万人次智力障碍患者，显效率达 22% 以上，足见其功。

"靳三针"治疗小儿脑瘫的头部特定穴组恰好处在大脑皮质对应分区内，因此针刺能够提高该区的脑血流速度，增加大脑供氧量，从而改善大脑发育状况，促进脑组织的修复，同时还可调节中枢及周围神经以助肢体及语言的康复。

其中四神针位于巅顶部，百会之旁，属督脉和足太阳膀胱经所过区域，督脉与膀胱经均"入络于脑"，故针之可调节大脑经气、益智健脑。脑三针在脑后部，相当于小脑的投射区，针刺该区对运动功能失调者有良效。颞三针位于头部颞侧，为颞叶皮质投射区域，又靠近中央前回、后回，颞叶与学习记忆关系密切，可提高智力，改善运动功能。智三针位于额部，相当于神庭、本神，与神志关系密切，现代医学亦认为大脑额叶与智力有关，主治智力下降、精神障碍等症。舌三针三穴均位于舌底部，内当舌体根部，为治疗舌疾之要穴，可苏厥开窍、通脑醒神、利咽生津，主要用于治疗脑瘫患儿常见的语言障碍。手三针中曲池、合谷属手阳明大肠经穴，外关属手少阳三焦经穴，通于阳维脉，阳主动，此三穴远近结合，可主治上肢活动障碍。足三针三穴分处下肢的上、中、下三部，可疏通经络，用于治疗下肢的运动、感觉障碍。

请圈出正确穴位

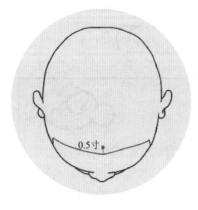

印堂

神庭

阳白

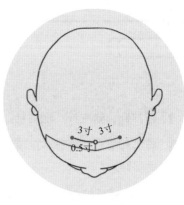

本神

头维

曲差

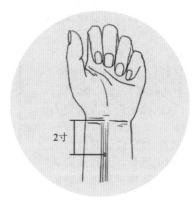

内关

曲泽

劳宫

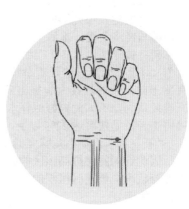

大陵

少海

神门

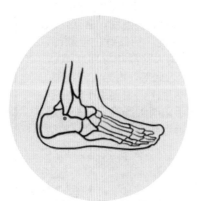

足临泣

申脉

昆仑

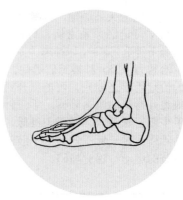

照海

商丘

公孙

② 足智针（涌泉、泉中、泉中内）

课前导读

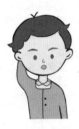

我家孩子三四岁时被诊断为自闭症，已经进行了几年康复功能训练，现在6岁了，各方面情况还不错，也能与人交流，但还有独处时自言自语的问题，能否通过针灸治疗呢？

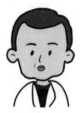

自闭症的治疗需要的周期较长，靳三针疗法治疗自闭症是20次为一个疗程，还需配合穴位注射等药物治疗。

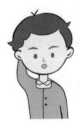

好的，按照您说的方法治疗吧，只要有作用我们就配合治疗。

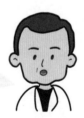

治疗自闭症需要用的穴位比较多，其中有一组穴位"足智针"主要治疗独处时自语、沉默寡言等语言功能障碍，位于脚底。针刺治疗时孩子可能由于疼痛出现哭闹，也请家长多安慰，并从旁协助才行。

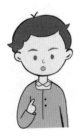

好的，知道了，我们会在治疗期间照顾好孩子。

穴位详解

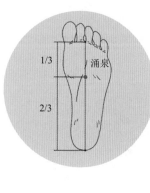

涌泉

定位 在足底部，卷足时足前部凹陷处，约当足底第2、3趾趾缝纹头端与足跟中点连线的前1/3与后2/3交点处

主治
近治作用——足心热、下肢瘫痪
远治作用——肝肾阴虚诸症：头痛、头晕、失眠、五心烦热
肺系病症：咽喉肿痛、咳嗽
前阴病：二便失司
特殊作用——神志病：小儿惊风、癫狂痫、晕厥

刺灸法 直刺0.8~1.2寸

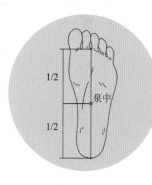

泉中

定位 在足底部，足趾关节与足跟连线中点（即足心）

主治 神志病——精神病、癔症、狂躁

刺灸法 直刺0.5~1寸

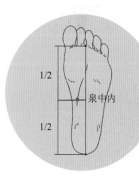

泉中内

定位 在足底部，泉中旁开0.8~1寸

主治 加强泉中的刺激作用

刺灸法 直刺0.5~1寸

思维导图

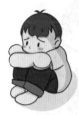

多与遗传因素有关，起病于婴幼儿时期，以社会交往障碍、局限的兴趣、刻板与重复行为方式为主要临床表现，多数患儿伴有不同程度的精神发育迟滞

自闭症

多与遗传因素有关的神经发育障碍性疾病，表现为以社会交往功能异常和重复刻板行为为核心特征的广泛性神经发育障碍，语言障碍是其重要表现

... 你si... 是tu... 图图

语言障碍

自闭症

自闭症语言障碍

主治疾病

四神针、智三针、脑三针、颞三针、颞上三针、启闭针、手智针、足智针

自闭症

涌泉 —— 开窍醒神

经络循行选穴组方

穴位组成

泉中

上病下取醒脑益智

泉中内 —— 加强刺激

临证配伍

足智针

四神针、颞三针、脑三针、舌三针、手三针、手智针、足三针、足智针、风府透哑门

自闭症语言障碍

其他疗法

刺灸方法

涌泉 直刺0.8~1.2寸

泉中 直刺0.5~1寸

泉中内 直刺0.5~1寸

穴位注射

药物选择 —— 脑活素、脑多肽、胞二磷胆碱、维生素B_{12}、维丁胶性钙、人胎盘组织液等

穴位选择 —— 曲池、足三里、背俞穴（如心俞、肾俞、肝俞、脾俞等），每次一穴，左右共两针。交替选用

操作方法 —— 每天1次，每种药连续2天，交替使用

注意事项 —— 癫痫发作患者禁用脑活素、脑多肽

穴位注射

知识拓展

自闭八项

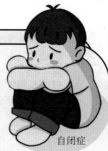

自闭症

【主穴】四神针、智三针、脑三针、颞三针、颞上三针、启闭针、手智针、足智针。

【配穴】语言发育迟缓者加舌三针、风府透哑门；双眼不正、注意力不集中者加定神针；好动自残或有癫痫者加痫三针；上肢活动能力差者加手三针；下肢活动能力差者加足三针。

【针刺手法】用平补平泻捻转手法，留针30～40分钟，每5～8分钟捻针1次，留针期间，最少捻4～5次。

【疗程】每天1次，每周6次，周日休息，120次为一个疗程，必要时休息1～2个月再进行第二疗程治疗。

【辅助疗法】穴位注射选用脑活素、脑多肽、维生素B_{12}、胞二磷胆碱、维丁胶性钙、人胎盘组织液等药物，以肾俞、脾俞两穴为主，各药物应轮流使用，每种药物最多使用20支，多种药物交替使用。

【注意事项】自闭八项的取穴、配穴、针刺手法、疗程、穴位注射的配合应用需符合操作规范，治疗方能取效。

足智针方义及应用

【方义】足智针三个穴位，其中涌泉为肾经井穴，肾水之源头，肾为先天之本，内藏元阴元阳，主生长发育生殖，涌泉功擅醒脑开窍、醒神益智、滋补肝肾；配合泉中、泉中内，加强刺激，以协同涌泉的治疗作用。泉中位于足趾关节与足跟连线中点，也就是通常所说的"足心"，泉中内位于泉中旁开0.8～1寸，是根据肾经"斜走足心"的循行路径选取的穴位。三穴均位于足底，醒脑开窍醒神之力强，故三穴合用，可起兴奋、激动、振奋阳气之效，且为"上病下取"法，印证了"治病必求于本"的针灸治疗原则。多用于治疗自闭症、沉默寡言、智力低下等以少动多静为主要症状特点的疾患。

足少阴肾经循行路线

涌泉

泉中

泉中内

【应用】自闭症或其他儿童脑病（如小儿脑瘫）语言功能障碍者配舌三针和足智针，舌三针通利舌窍，足智针"上病下取"醒脑开窍，两者合用增强疗效。

巩固提高

请圈出正确穴位

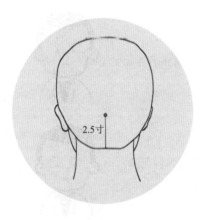

脑户

脑空

玉枕

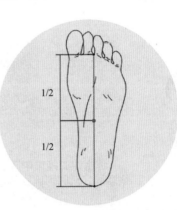

泉中

然谷

公孙

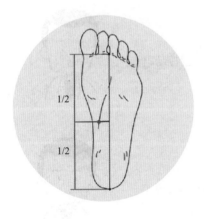

束骨

京骨

泉中内

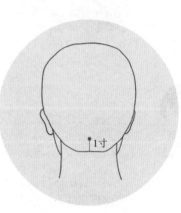

风池

风府

天柱

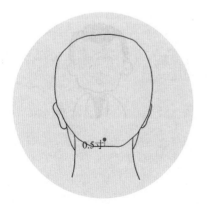

风府

天柱

哑门

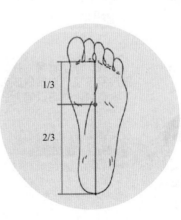

独阴

涌泉

太白

③ 手智针（内关、神门、劳宫）

图图，你今年多大了？上几年级？

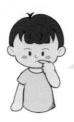

医生，我10岁了，上四年级。

你上课时能集中注意力听讲吗？妈妈说你容易情绪激动，有时影响到其他小朋友学习，是这样吗？

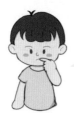

有时会这样。

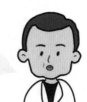

那你可以自己控制吗？

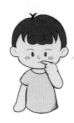

控制不了。

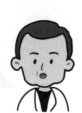

我们通过针灸"手智针"等可以治疗多动症。这样你就可以自己控制了，好吗？

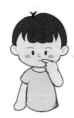

好的。

我们除了针灸治疗，还会配合耳穴贴压，如果控制不了想发脾气或者做小动作时自己按压一下就有效果，可以吗？

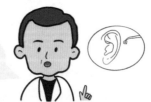

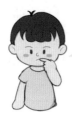

好的，谢谢医生！

穴位详解

扫码获取
- 穴位视频
- 穴组速查
- 速记歌诀
- 参考答案

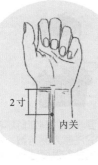

内关

定位 在前臂掌侧，腕横纹上2寸，在桡侧腕屈肌腱与掌长肌腱之间

主治 近治作用——上肢痹痛
远治作用——心悸、胸闷、心律失常等心疾
失眠、郁证、癫狂痫等神志病症
特殊作用——胃痛、呃逆、呕吐等胃疾

刺灸法 直刺0.5~1寸。可透刺外关，行针以有向指端放射的触电感为宜

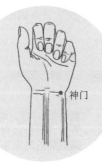

神门

定位 在腕部，腕横纹尺侧端，尺侧腕屈肌腱的桡侧凹陷处

主治 近治作用——腕臂痛
远治作用——心烦、健忘、失眠、痴呆、癫狂痫等神志病

刺灸法 直刺0.3~0.5寸。因穴下为尺神经、尺动脉通过，故不宜深刺

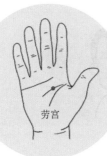

劳宫

定位 在掌心，第2、3掌骨之间偏于第3掌骨。握拳屈指时中指指尖处

主治 近治作用——手指拘挛
远治作用——癫狂痫、心烦失眠等神志病
特殊作用——中风昏迷、中暑等急症

刺灸法 直刺0.3~0.5寸

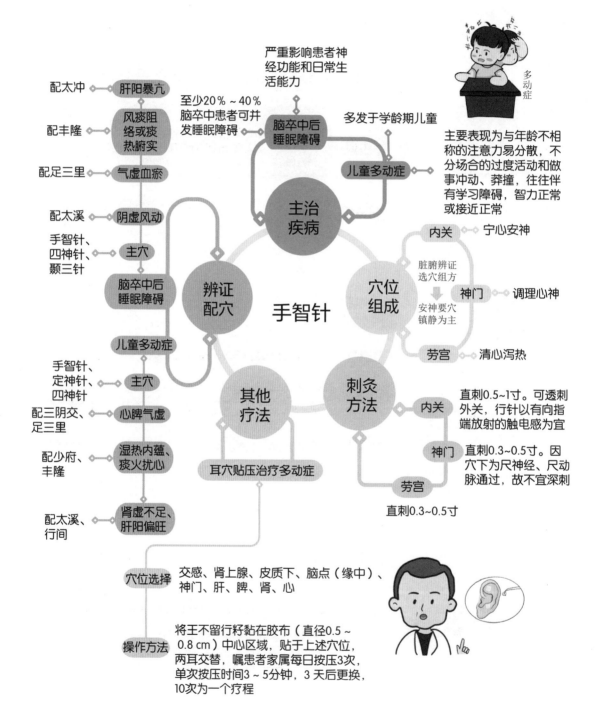

配太冲 ◦ 肝阳暴亢

严重影响患者神经功能和日常生活能力

风痰阻络或痰热腑实 ◦ 配丰隆

至少20%～40%脑卒中患者可并发睡眠障碍

脑卒中后睡眠障碍

多发于学龄期儿童

配足三里 ◦ 气虚血瘀

儿童多动症

主要表现为与年龄不相称的注意力易分散，不分场合的过度活动和做事冲动、莽撞，往往伴有学习障碍，智力正常或接近正常

多动症

配太溪 ◦ 阴虚风动

手智针、四神针、颞三针 ◦ 主穴

主治疾病

内关 ◦ 宁心安神

脑卒中后睡眠障碍

辨证配穴

穴位组成

脏腑辨证选穴组方
⇩
安神要穴镇静为主

神门 ◦ 调理心神

手智针

儿童多动症

劳宫 ◦ 清心泻热

手智针、定神针、四神针 ◦ 主穴

其他疗法

刺灸方法

配三阴交、足三里 ◦ 心脾气虚

内关

直刺0.5～1寸。可透刺外关，行针以有向指端放射的触电感为宜

配少府、丰隆 ◦ 湿热内蕴、痰火扰心

耳穴贴压治疗多动症

神门

直刺0.3～0.5寸。因穴下为尺神经、尺动脉通过，故不宜深刺

劳宫

配太溪、行间 ◦ 肾虚不足、肝阳偏旺

直刺0.3～0.5寸

穴位选择

交感、肾上腺、皮质下、脑点（缘中）、神门、肝、脾、肾、心

操作方法

将王不留行籽黏在胶布（直径0.5～0.8 cm）中心区域，贴于上述穴位，两耳交替，嘱患者家属每日按压3次，单次按压时间3～5分钟，3天后更换，10次为一个疗程

知识拓展

手智针与足智针

1.组方区别

手智针由劳宫、内关、神门这三个穴位组成，是靳老根据脏腑辨证组穴配方的。智力低下儿童多动症多属心神不安、心失所养，而心藏神，心包代心受邪，故心经、心包经穴善于调理心神，治疗神志疾患。劳宫，为心包经穴，善于清心泻热；内关，属心包经穴，善于宁心安神，为治疗神志病之要穴；神门，心经之原穴，且以"神"命名，为调理心神要穴。靳老将三穴组合，可起抑制、安神、镇静之效，主要用以治疗儿童多动症等以多动少静为症状特点的疾患。根据三穴主治作用，还可用于治疗心烦不宁、神经衰弱等疾患。

多动症

足智针由涌泉、泉中、泉中内组成，为靳老根据经络循行取穴配方。靳老在治疗小儿自闭症时，以开窍醒神为治疗原则，故从足底足少阴肾经循行（肾经起于足小趾下，斜行于足心，从舟状骨粗隆处上行，经内踝后方上行）所经过的部位，取足智针三个穴位，其中涌泉为肾经井穴，肾水之源头，功擅醒脑开窍、醒神益智、滋补肝肾；配合泉中、泉中内，加强刺激，以协同涌泉的治疗作用。三穴均位于足底，醒脑开窍醒神之力强，故三穴合用，可起兴奋、激动、振奋阳气之效，且为"上病下取"法，印证了"治病必求于本"的针灸治疗原则。本组穴临床多用于治疗自闭症、沉默寡言、智力低下等以少动多静为主要症状特点的疾患。

自闭症

2.配伍应用

手智针由手厥阴心包经之劳宫、内关与手少阴心经之神门组成，具有调心神的作用。足智针位于足底，由涌泉、泉中和泉中内组成，取"病在上者下取之"之意，与手智针配合加强调整阴阳的作用，常配伍用于自闭症、多动症、小儿脑瘫、精神发育迟滞等神志疾患。

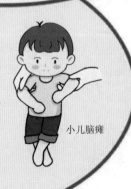

小儿脑瘫

请圈出正确穴位

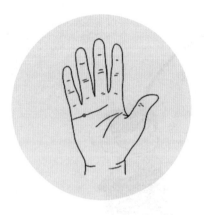

后溪

四缝

少府

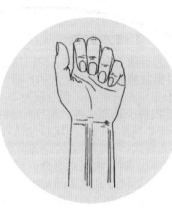

神门

灵道

二白

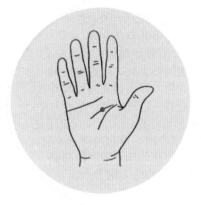

鱼际

中冲

劳宫

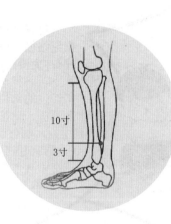

三阴交

照海

阴陵泉

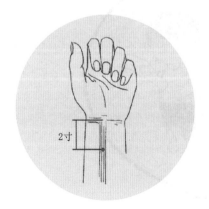

大陵

内关

太渊

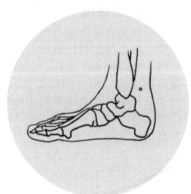

公孙

太溪

商丘

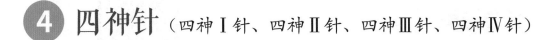

4 四神针 （四神Ⅰ针、四神Ⅱ针、四神Ⅲ针、四神Ⅳ针）

课前导读

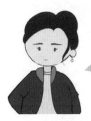

医生，我近半年经常失眠，睡不好觉，服用过保健药品，效果并不明显，最近靠吃安眠药入睡，但考虑到时间长了会有不良反应，想通过针灸治疗。我之前在别的医院有医生说我患有焦虑症。

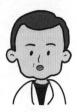

是的，不建议长期服用安眠药，能否做个焦虑自评量表？

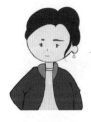

好的，医生，我已经填写完成了，您看一下。

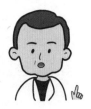

焦虑自评量表显示您有轻度焦虑。焦虑和睡眠不好是互相影响的，推荐使用"四神针"为主进行治疗，同时您要学会调节情绪，缓解焦虑症状。

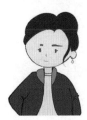

好的，谢谢医生！

穴位详解

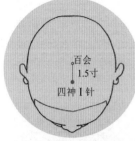

四神Ⅰ针

定位 在头部，百会向前旁开1.5寸

主治 头面五官疾病：头痛、眩晕等
神志病：癫狂痫、失眠、健忘、智力低下

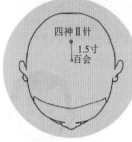

四神Ⅱ针

定位 在头部，百会向后旁开1.5寸

主治 头面五官疾病：头痛、眩晕等
神志病：癫狂痫、失眠、健忘、智力低下

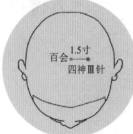

四神Ⅲ针

定位 在头部，百会向左旁开1.5寸

主治 头面五官疾病：头痛、眩晕等
神志病：癫狂痫、失眠、健忘、智力低下

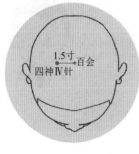

四神Ⅳ针

定位 在头部，百会向右旁开1.5寸

主治 头面五官疾病：头痛、眩晕等
神志病：癫狂痫、失眠、健忘、智力低下

刺灸法

1.四针均由百会向外平刺，刺激面比较广，智力低下、脑瘫、自闭症、多动症、眩晕等病多用此法

2.四针均由外向百会平刺，刺激比较集中，有聚神之功，多用于癫痫、失眠、健忘等病症

3.四针均向患侧平刺，能起气至病所的作用，适用于中风后偏瘫、肢端感觉异常者

4.四神Ⅰ针向前平刺，四神Ⅱ针向后平刺，四神Ⅲ针、Ⅳ针向通天（在头顶，当前发际正中直上4寸，旁开1.5寸）方向平刺，多为配合用于治疗鼻部、前额部疾病

思维导图

与遗传因素有关，起病于婴幼儿时期

女性发病率高于男性

以社会交往障碍、局限的兴趣、刻板与重复行为方式为主要临床表现

强烈、过度和持续的担忧及恐惧、紧张、不安，伴随心率加快、睡眠困难等症状

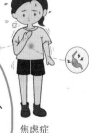

焦虑症

年龄在18岁以下

自闭症

焦虑症

与中风事件密切相关

智力明显低于同龄人水平，同时伴有适应性行为缺陷

中风后抑郁

以表情淡漠、情绪低落、反应迟钝、兴趣减退、睡眠障碍及疲劳困乏等为主要表现的心理障碍

精神发育迟滞

四神针、智三针、脑三针、颞三针

精神发育迟滞

主治疾病

四神 Ⅰ 针

四神针、智三针、脑三针、颞三针、颞上三针、手智针、足智针、启闭针

自闭症

临证配伍

穴位组成

局部取穴
↓
较四神聪扩大区域

四神 Ⅱ 针

通调督脉、足太阳经气、升举清阳、调神定志

四神 Ⅲ 针

四神针、定神针、郁三针

焦虑症

四神针

四神针、郁三针、智三针、颞三针

中风后抑郁

四神 Ⅳ 针

其他疗法

刺灸方法

四神 Ⅰ 针、四神 Ⅱ 针、四神 Ⅲ 针、四神 Ⅳ 针

耳穴贴压治疗睡眠障碍

耳穴贴压

皮质下、枕、颞、额、神门、内分泌、肝、胆、脾、胃、肾、心

穴位选择

将王不留行籽黏在胶布（直径0.5～0.8 cm）中心区域，贴于上述穴位，两耳交替，嘱患者每晚睡前按压，按压时间5～10分钟，3天后更换，10次为一个疗程

操作方法

1　四针均由百会向外平刺，刺激面比较广，智力低下、脑瘫、自闭症、多动症、眩晕等病多用此法

2　四针均由外向百会平刺，刺激比较集中，有聚神之功，多用于癫痫、失眠、健忘等病症

3　四针均向患侧平刺，能起气至病所的作用，适用于中风后偏瘫、肢端感觉异常者

4　四神 Ⅰ 针向前平刺，四神 Ⅱ 针向后平刺，四神 Ⅲ 针、Ⅳ 针向通天（在头顶，当前发际正中直上4寸，旁开1.5寸）方向平刺，多为配合用于治疗鼻部、前额部疾病

弱智四项（头四项）

【组成】四神针、智三针、脑三针、颞三针。

【方义】四神针调控头部经气，为调神之主穴组；智三针可改善智力、认知能力；脑三针可改善共济和平衡功能；颞三针则主要改善对侧肢体的运动能力。

【临证加减】存在器质性脑损伤脑病（如小儿脑瘫）患儿——脑三针、四神针、智三针、颞三针；无器质性脑损伤脑病（如自闭症、多动症）患儿——四神针、脑三针、智三针、定神针。

存在器质性脑损伤脑病（如小儿脑瘫）患儿，使用颞三针能刺激手足少阳经，改善手足活动功能，主治中风、小儿脑瘫引起的肢体瘫痪；不存在器质性脑损伤（如自闭症、多动症）的患儿主要以语言障碍、社交异常和情志异常等非行为能力的功能改变为主，患儿的脑部结构没有损害，定神针主要用于此类患儿，对于眼神飘忽、神情涣散能起到较好效果。

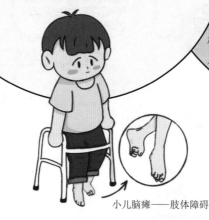

小儿脑瘫——肢体障碍

四神针与四神聪

对于局部症状较为突出，或病变所涉及的组织较为单一的疾患，靳老常以病灶周围选穴配方。因为局部血液循环的改变，对局部病变的恢复有重要意义。四神针的组方原理即以病灶周围选穴配方，与经外奇穴中的"四神聪"有异曲同工之妙。但关于四神聪的位置，历代诸家多认为在百会前后左右各旁开 1 寸，靳老则以百会前后左右各旁开 1.5 寸定位为"四神针"，以示区别。同样，这样定位取穴也有其更深层次的意义：四神针当督脉的前顶、后顶和足太阳膀胱经的左、右络却之处，故四神针可通调督脉、足太阳膀胱经诸经经气，根据"宁失其穴、勿失其经"的理论，较之四神聪，其在脑的投映区域更广，可扩大针灸对脑部的刺激作用，从而更适合于头部疾病及神志疾病的治疗，可增强疗效。故临床中四神针的主治要点为：头痛、眩晕等；癫狂痫、失眠、健忘、智力低下等。

请圈出正确穴位

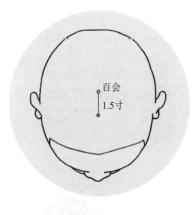

四神Ⅰ针

神庭

四神聪

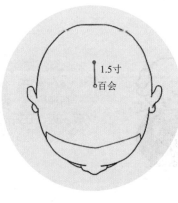

强间

囟会

四神Ⅱ针

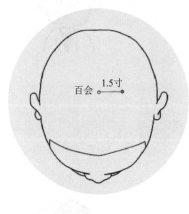

四神Ⅲ针

通天

承灵

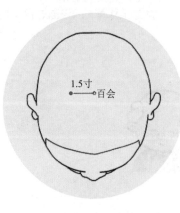

目窗

四神Ⅳ针

承光

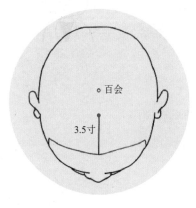

神庭

前顶

承灵

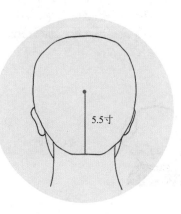

脑户

玉枕

后顶

5 脑三针 [脑户、脑空（双）]

课前导读

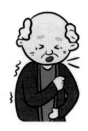

靳医生，我前些日子因为中风住院了，经过治疗，情况有所好转，但我现在说话不清楚，吞咽、饮水时会有呛咳。这是住院时的病历，想请您给看看。

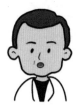

结合您的病史和症状，符合中风后假性延髓麻痹（假性球麻痹）的诊断，这个情况比较棘手。

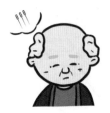

是的，所以我想来针灸科看看。

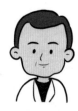

可以用针灸治疗，比如"脑三针"这组穴位就对中风后假性延髓麻痹引起的饮水呛咳、吞咽困难、言语含糊有一定效果，但需坚持治疗。治疗症状逐渐好转后可多读报、逐渐增加食物摄入量、训练吞咽功能等，以增强疗效。

好的，我愿意尝试，也会坚持治疗和康复训练的，谢谢医生！

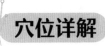
穴位详解

扫码获取
▶ 穴 位 视 频
▶ 穴 组 速 查
▶ 速 记 歌 诀
▶ 参 考 答 案

脑户

定位 在头部，后发际线正中直上2.5寸，风府上1.5寸，当枕外隆凸的上缘凹陷中

主治 头面五官疾病：头晕、项强、失音
神志病：癫痫

刺灸法 向下沿皮平刺0.8~1.2寸

脑空（双）

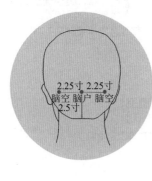

定位 在头部，当枕外隆凸的上缘外侧，头正中线旁开2.25寸，与脑户相平

主治 头面五官疾病：头晕、颈项强痛；目眩、目赤肿痛、鼻痛、耳聋
神志病：癫痫、惊悸

刺灸法 向下沿皮平刺0.8~1.2寸

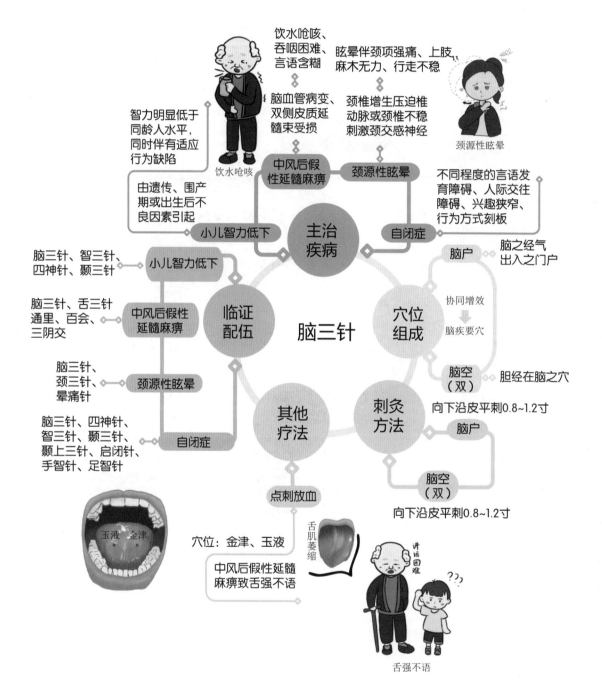

饮水呛咳、吞咽困难、言语含糊

眩晕伴颈项强痛、上肢麻木无力、行走不稳

智力明显低于同龄人水平，同时伴有适应行为缺陷

脑血管病变、双侧皮质延髓束受损

颈椎增生压迫椎动脉或颈椎不稳刺激颈交感神经

颈源性眩晕

由遗传、围产期或出生后不良因素引起

中风后假性延髓麻痹

颈源性眩晕

不同程度的言语发育障碍、人际交往障碍、兴趣狭窄、行为方式刻板

饮水呛咳

小儿智力低下

自闭症

脑户

脑之经气出入之门户

脑三针、智三针、四神针、颞三针

小儿智力低下

主治疾病

协同增效

脑疾要穴

脑三针、舌三针、通里、百会、三阴交

中风后假性延髓麻痹

临证配伍

脑三针

穴位组成

脑空（双）

胆经在脑之穴

脑三针、颈三针、晕痛针

颈源性眩晕

向下沿皮平刺0.8~1.2寸

脑户

脑三针、四神针、智三针、颞三针、颞上三针、启闭针、手智针、足智针

自闭症

其他疗法

刺灸方法

脑空（双）

向下沿皮平刺0.8~1.2寸

点刺放血

玉液　金津

穴位：金津、玉液

中风后假性延髓麻痹致舌强不语

舌肌萎缩

言语困难

???

舌强不语

中风后假性延髓麻痹

1.鉴别诊断

假性延髓麻痹与延髓麻痹（真性球麻痹）的鉴别诊断见第1章"舌三针"。

2.病因病机

痰浊、瘀血阻滞脑络——舌窍失灵。

3.治疗

【主穴】脑三针、舌三针、通里、百会、三阴交。

【配穴】肝阳暴亢配太冲，风痰阻络配丰隆，气虚血瘀配足三里，阴虚风动配太溪。

4.方义

脑三针由脑户和双侧脑空组成，三穴均位于枕外隆凸上缘，且均以"脑"命名，为靳老根据腧穴的协同功能组穴配方。脑户，督脉、足太阳经之会，脑之经气出入之门户，有补督通脑、镇惊安神之功；脑空，胆经在脑之穴，可平肝息风、填髓益脑。将此功能相近的三穴组合，以提高其功能，增强疗效，从而更适合脑源性疾病如中风后假性延髓麻痹等原因引起的失语、构音障碍，小儿脑瘫引起的共济失调等症的论治。舌三针针刺可直达舌根部，主治大脑受损、舌窍失灵所致的言语、吞咽相关的疾病。通里为心经络穴，心开窍于舌，语言障碍与心关系密切，通里善于清心开窍，以通为治。百会充养脑髓。三阴交滋补肝肾，治病求本。

请圈出正确穴位

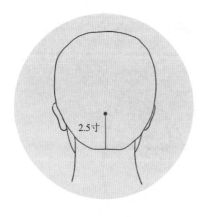

风府

脑户

玉枕

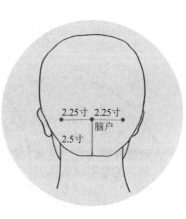

脑空

风池

天柱

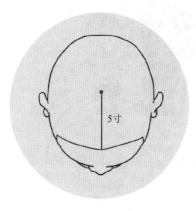

正营

络却

百会

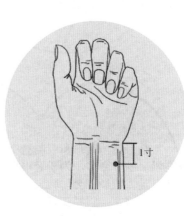

神门

通里

内关

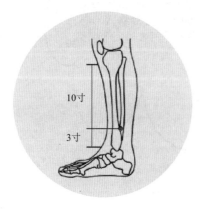

复溜

太溪

三阴交

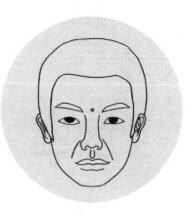

印堂

阳白

睛明

6 颞三针（颞Ⅰ针、颞Ⅱ针、颞Ⅲ针）

课前导读

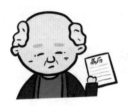

靳医生，我前些日子中风住院了，出院后右手还是不灵活，走路也不行，想针灸治疗。

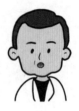

好的，我先给您做神经系统查体，看下情况……结合您的病史和目前症状，属于中风后遗症。目前主要问题是肢体远端肌力较差，就是手足部运动、感觉功能都存在问题，可以采用针灸促进肢体功能恢复。

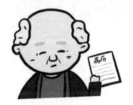

好的，怎么治疗好呢？

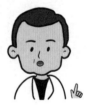

有一组穴位叫"颞三针"，专门用来治疗中风，当然我们还会根据患者的症状配合不同的穴位共同治疗，加强疗效，比如患者上肢运动、感觉功能障碍就配合"手三针"，下肢运动、感觉功能障碍就配合"足三针"，建议坚持治疗1个月以上，配合功能锻炼观察疗效。

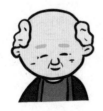

好的，我按照您的建议，坚持治疗一段时间，谢谢！

穴位详解

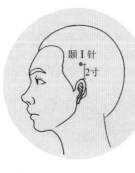

颞 I 针

定位 在头部颞侧，耳尖直上2寸（小儿1.5寸）处

主治 近治作用——头痛、头晕、耳鸣、耳聋
特殊作用——中风偏瘫

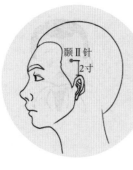

颞 II 针

定位 颞 I 针水平向前旁开1寸

主治 近治作用——头痛、头晕、耳鸣、耳聋
特殊作用——中风偏瘫

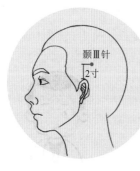

颞 III 针

定位 颞 I 针水平向后旁开1寸

主治 近治作用——头痛、头晕、耳鸣、耳聋
特殊作用——中风偏瘫

刺灸法

1.针尖与腧穴局部皮肤呈30°角向下刺入，针刺深度为成人1~1.2寸，儿童0.8~1寸；该组穴位针感较强，痛感尤甚，可根据临床情况及患者耐受程度调整进针角度

2.针至局部有麻胀感或放射至整个头部为度，一般不灸

3.中风偏瘫患者取偏瘫对侧颞三针

思维导图

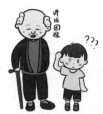

中风失语

运动性失语较常见，表现为自主言语减少、表达不畅或表达困难，甚至是无言状态，可合并不同程度的命名、复述障碍

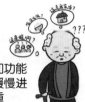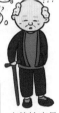

大脑认知功能障碍，缓慢进行性加重

血管性痴呆

大脑皮质语言功能区病变导致言语交流障碍

脑血管疾病引起脑组织损伤

偏瘫、肢体麻木等肢体功能障碍

脑血管疾病引起神经功能缺损

中风失语 血管性痴呆

自闭症

不同程度的言语发育障碍、人际交往障碍、兴趣狭窄、行为方式刻板等

中风偏瘫

自闭症

颞三针（偏瘫对侧）、肩三针、手三针、足三针

中风偏瘫

颞三针、舌三针、金津玉液放血

中风失语

颞三针、四神针、脑三针、智三针

血管性痴呆

颞三针、颞上三针、四神针、智三针、脑三针、启闭针、手智针、足智针

自闭症

主治疾病

临证配伍

颞三针

穴位组成

颞 I 针

平肝息风、清泻肝胆

局部取穴力专效宏

颞 II 针

加强颞 I 针治疗作用

颞侧三穴偏瘫专设

颞 III 针

其他疗法

刺灸方法

颞 I 针　颞 II 针　颞 III 针

点刺十二井

中脏腑闭证

牙关紧闭、肢体强痉

大艾炷灸神阙

中脏腑脱证

目合口开、手撒肢冷

通经接气、活血行瘀

从阴引阳、回阳救逆

（1）针尖与腧穴局部皮肤呈30°角向下刺入，针刺深度为成人1~1.2寸，儿童0.8~1寸；该组穴位针感较强，痛感尤甚，可根据临床情况及患者耐受程度调整进针角度
（2）针至局部有麻胀感或放射至整个头部为度，一般不灸
（3）中风偏瘫患者取偏瘫对侧颞三针

点刺十二井

大艾炷灸神阙

靳三针疗法论治中风

1.中风的预防
重视防治中风先兆。

2.针灸治疗时机
缺血性中风——尽早尽快。
出血性中风——病灶出血停止、生命体征平稳。

3.选穴组方
【主穴】颞三针。
【配穴】中风偏瘫——颞三针（偏瘫对侧）、肩三针、手三针、足三针。
语言不利——颞三针、舌三针、金津玉液。
中风后抑郁——颞三针、智三针、内关、百会、神门、三阴交。
血管性痴呆——颞三针、四神针、脑三针、智三针。

【方义】颞三针为靳老专为中风偏瘫而设，靳老根据中风偏瘫病位在脑的理论，取位于头部颞侧少阳经分布区域的颞三针，可平肝息风、清泻肝胆之火、鼓舞少阳生发之气。按现代医学理论，头部颞侧的血管神经分布丰富，因而针刺颞三针有疏通局部经络气血、加强局部血流的作用，故针刺颞三针不仅可用于一般的头痛、头晕，更是治疗中风后遗症较好的方法之一。对于中风后半身不遂、口角歪斜、语言不利和各种智力障碍，均可选用颞三针治疗。

4.针灸治疗中风的疗效
疗效——改善肢体运动、语言、吞咽功能。
不良反应少。

5.针灸治疗中风注意事项
高血压——适当配穴（如曲池、太冲、三阴交）、刺激宜轻。
痉挛性偏瘫——选穴适宜、手法轻柔（上肢挛三针——极泉、尺泽、内关；下肢挛三针——鼠蹊、阴陵泉、三阴交）。
功能锻炼——配合主动、被动运动，心理调适。

请圈出正确穴位

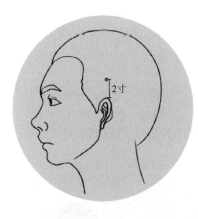

天冲

角孙

颞Ⅰ针

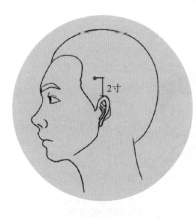

颞Ⅱ针

曲鬓

耳门

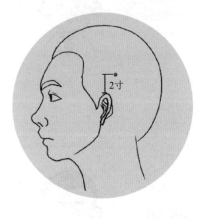

头窍阴

颞Ⅲ针

浮白

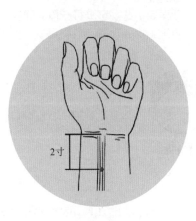

内关

大陵

劳宫

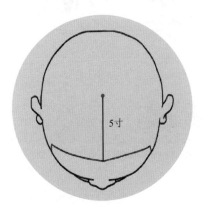

四神聪

百会

前顶

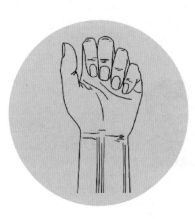

大陵

内关

神门

7 颞上三针（颞上Ⅰ针、颞上Ⅱ针、颞上Ⅲ针）

课前导读

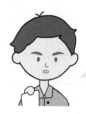

我家孩子三四岁时被诊断为自闭症，已经进行了几年康复功能训练，现在6岁了，本来幼儿园毕业准备进入小学，但语言表达还不行，目前还是不能跟同龄孩子一起学习，能否通过针灸治疗呢？

自闭症的治疗需要的周期较长，靳三针疗法治疗自闭症是120次为一个疗程，要做好"持久战"的准备，但也要坚定信心。可进行一段时间的针刺治疗，配合音乐疗法等能够增强疗效。

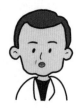

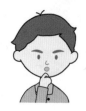

好的，针刺具体如何治疗呢？

治疗自闭症需要用的穴位比较多，其中有一组穴位"颞上三针"主要治疗自闭症语言功能障碍，当然我们会配合其他穴组一起针刺。由于治疗需要针刺的穴位比较多，家长在治疗过程中也要抱稳和固定好孩子身体，不要害怕和躲避。

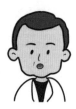

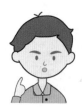

好的，我们家长会在治疗期间照顾好孩子，配合医生治疗的。

扫码获取
▶ 穴位视频
▶ 穴组速查
▶ 速记歌诀
▶ 参考答案

穴位详解

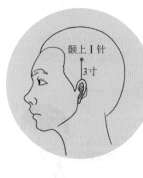

颞上Ⅰ针

定位 在左侧头部颞侧，耳尖直上3寸（小儿2.5寸）处

主治 儿童自闭症

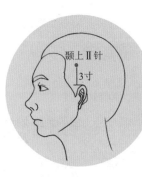

颞上Ⅱ针

定位 颞上Ⅰ针水平向前旁开1寸

主治 儿童自闭症

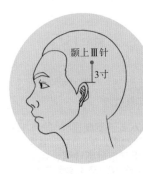

颞上Ⅲ针

定位 颞上Ⅰ针水平向后旁开1寸

主治 儿童自闭症

刺灸法

1.针尖与腧穴局部皮肤呈30°角向下刺入，针刺深度为成人0.8~1寸，儿童0.5~0.8寸；该组穴位针感较强，痛感尤甚，可根据临床情况及患者耐受程度调整进针角度

2.针至局部有麻胀感或放射至整个头部为度，一般不灸

3.本组穴位一般只取左侧

思维导图

约75%的患儿智力低于正常儿童

智力障碍

社会交往障碍 —— 缺乏正常交往技巧、不能建立伙伴关系

智力障碍

社会交往障碍

重复、刻板动作

兴趣范围狭窄、经常出现刻板重复的动作和行为方式

重复、刻板的动作

语言交流障碍 —— 沉默寡言、言语理解能力受损、语言发育迟缓

语言交流障碍

自闭症

主治疾病

颞上三针

临证配伍

自闭症

颞上三针、四神针、智三针、脑三针、颞三针、启闭针、手智针、足智针

穴位组成

颞上Ⅰ针

力专效宏
取穴简捷

颞上Ⅱ针 —— 改善局部区域大脑供血及代谢

颞侧三穴
自闭专设

颞上Ⅲ针

刺灸方法

颞上Ⅰ针

颞上Ⅱ针

颞上Ⅲ针

（1）针尖与腧穴局部皮肤呈30°角向下刺入，针刺深度为成人0.8~1寸，儿童0.5~0.8寸；该组穴位针感较强，痛感尤甚，可根据临床情况及患者耐受程度调整进针角度
（2）针至局部有麻胀感或放射至整个头部为度，一般不灸
（3）本组穴位一般只取左侧

其他疗法

音乐疗法

音乐疗法

以音乐为中介促进患儿语言交流障碍改善

举办小团体音乐活动，帮助患儿寻求自信，可沿用到社交、沟通交流等生活中

利用其对噪声的兴趣，唱出儿童对其有反应的歌词（如名字、食物、事物等）

通过调节节奏及声响、适当休止、打破刻板单调音等方式培养患儿专注力和模仿力

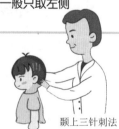

颞上三针刺法

靳三针论治自闭症处方解析

自闭八项 四神针、智三针、脑三针、颞三针、颞上三针、启闭针、手智针、足智针。

四神针——大脑顶叶在头皮的投影区，与感觉和知觉、言语等障碍密切相关，针刺此穴组可汇聚经气于颠顶，健脑益髓，改善患儿感觉、言语等障碍。

智三针——内应额叶，与情志及认知密切相关，配合针刺可调节神志，提高智力。

脑三针——对应于小脑区域，针刺此穴组可通督络脑，疏通经络，改善患儿肢体协调及平衡性。

颞三针——为颞叶的头皮投影区，血管丰富，骨质较薄，针感强，与运动及感觉障碍均有关，针刺此穴组可鼓舞少阳升发之气，在提高患儿肢体功能的同时，改善患儿的情感障碍。

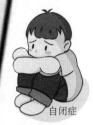

自闭症

颞上三针——为左颞叶皮质的体表投影，自闭症患儿表现的语言交流障碍、语言发育落后与支配语言功能的左侧皮质区功能障碍关系密切，针刺此穴组可改善局部区域的大脑供血及代谢，促进自闭症患儿语言功能提高。

启闭针——听宫在耳屏前，入耳入脑，具有增加刺激、增强患儿对声音的敏感度的效果；人中、隐白均为十三鬼穴，自闭症儿童异常的精神及行为方式等症状多与心、神和脑有关，而鬼穴专治"心、神、脑"有关顽疾，针刺之可加强患儿对疼痛、声音刺激的敏感性，利于患儿脑神经元发育与成熟。

手智针——三穴属于心经、心包经，针刺此穴组可激发心经经气，调畅心神。

足智针——三穴位于肾经经气初始之处，针刺此穴组可激发先天之精。

靳三针"自闭八项"的头部选穴建立在以传统经络腧穴的经典理论基础上，同时借鉴西医大脑皮质功能定位，选择头部骨缝连接处以及血管丰富的区域，使得针感传导快且强，以达到更佳效应。其取穴原理为头为诸阳之会，刺激头部相应的区域可调整全身阴阳、疏通经络、健脑益髓，以达治疗自闭症之功效。

请圈出正确穴位

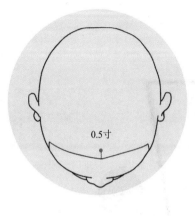

阳白

鱼腰

神庭

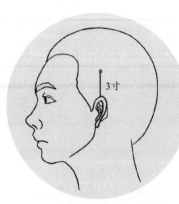

率谷

耳禾髎

颞上Ⅰ针

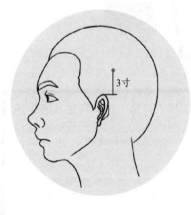

天冲

颞上Ⅲ针

浮白

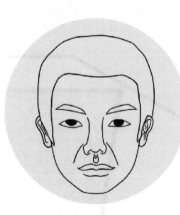

水沟

巨髎

四白

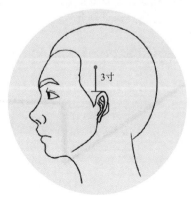

颞上Ⅱ针

听宫

上关

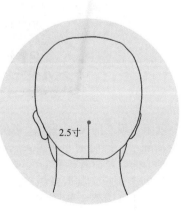

脑户

哑门

风池

8 启闭针（隐白、水沟、听宫）

课前导读

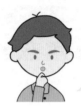

靳医生，我家孩子针灸治疗自闭症有两个月了，与治疗前相比，语言方面有一些好转了，基本的交流没有问题，今天带他过来治疗，他能说出医生的名字。

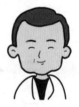

好呀，要表扬一下孩子的进步，目前还有哪些方面您觉得改善不明显，或者有待加强呢？

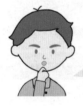

感觉他反应还有些迟钝，缺乏主动与家人或者小朋友交流的情况还是没有明显改变。

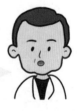

好的，我们针刺治疗自闭症有一组穴位"启闭针"，主要是增强患儿对外界声音或刺激的敏感度。但其中两个穴位位于手足末端，针刺比较疼痛，所以只刺激不留针。

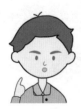

好的，我们再坚持治疗一段时间，看下孩子的变化。

穴位详解

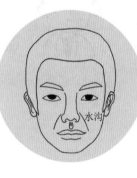

隐白

定位　在足大趾末节内侧，距趾甲角0.1寸

主治
近治作用——脚气、足肿
远治作用——腹胀、泄泻；神志病：癫狂
特殊作用——血证：月经过多、崩漏、尿血、便血

刺灸法　浅刺0.1寸

水沟（人中）

定位　在面部，当人中沟的上1/3与中1/3交点处

主治
近治作用——口歪
远治作用——腰脊强痛
特殊作用——急救要穴：昏迷、晕厥、虚脱、中风

刺灸法　向上斜刺0.3~0.5寸。用于急救时可用指甲掐按

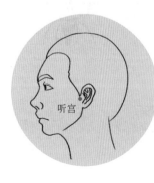

听宫

定位　在面部，耳屏前，下颌骨髁状突的后方，张口时呈凹陷处

主治
耳疾：耳鸣、耳聋、聤耳、聋哑
神志病：小儿惊风、癫痫

刺灸法　直刺0.5~1寸

思维导图

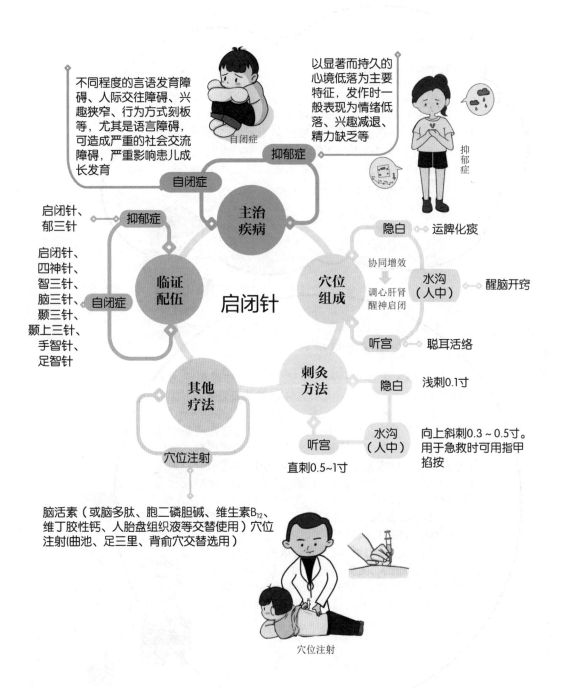

不同程度的言语发育障碍、人际交往障碍、兴趣狭窄、行为方式刻板等，尤其是语言障碍，可造成严重的社会交流障碍，严重影响患儿成长发育

自闭症

以显著而持久的心境低落为主要特征，发作时一般表现为情绪低落、兴趣减退、精力缺乏等

抑郁症

抑郁症

主治疾病

启闭针、郁三针

抑郁症

临证配伍

启闭针、四神针、智三针、脑三针、颞三针、颞上三针、手智针、足智针

自闭症

启闭针

隐白 —— 运脾化痰

穴位组成

协同增效
调心肝肾
醒神启闭

水沟（人中）—— 醒脑开窍

听宫 —— 聪耳活络

刺灸方法

隐白 —— 浅刺0.1寸

其他疗法

穴位注射

听宫 —— 直刺0.5~1寸

水沟（人中）—— 向上斜刺0.3~0.5寸。用于急救时可用指甲掐按

脑活素（或脑多肽、胞二磷胆碱、维生素B$_{12}$、维丁胶性钙、人胎盘组织液等交替使用）穴位注射(曲池、足三里、背俞穴交替选用）

穴位注射

十三鬼穴

1.十三鬼穴组成

古代针灸治疗精神疾病的13个经验用穴，相传为春秋战国时期扁鹊所创，首次记载于《备急千金方·小肠腑方二》。后世在此基础上演变出多个版本，穴位稍有调整才变成如今所用的十三鬼穴，包括人中、少商、隐白、风府、舌下中缝、颊车、承浆、太渊、劳宫、申脉、上星、会阴（女玉门）、曲池。

自闭症

2.自闭症重用鬼穴以治神

《备急千金要方·小肠腑方二》曰："百邪所病者，针有十三穴也，凡针之体，先从鬼宫起，次针鬼信，便至鬼垒。"古人多将与神志相关的疾病与"鬼"相联系，认为是邪气附体。自闭症患儿存在明显的精神障碍，因此加用鬼穴，增加刺激感，用以通窍醒神。启闭针中人中、隐白常配伍少商，人中、少商和隐白分别为"鬼宫""鬼信""鬼垒"。自闭症儿童异常的精神及行为方式等症状多与心、神和脑有关，而鬼穴专治"心、神、脑"有关顽疾，针刺之可加强患儿对疼痛、声音刺激的敏感性，促进刺激反应闭环路的血液循环与代谢，具有益气醒神、通络生髓之效，利于患儿脑神经元发育与成熟。临床中由于人中刺激强加之小儿哭闹，针刺存在一定不便和危险性，少商、隐白位于四肢末端，刺激感强，留针不易，故多以速刺、点刺为法，用于清心醒神。

点刺

巩固提高

请圈出正确穴位

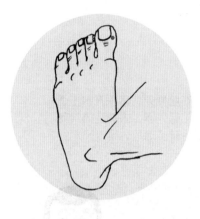

解溪

行间

隐白

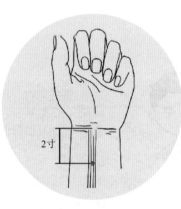

内关

神门

二白

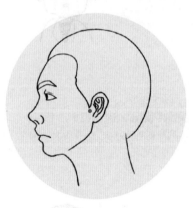

听宫

上关

牵正

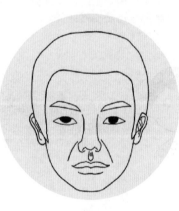

迎香

水沟

地仓

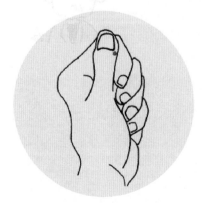

鱼际

少商

商阳

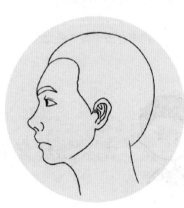

听宫

耳门

听会

9 老呆针（百会、水沟、涌泉）

课前导读

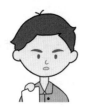

医生您好，我妈妈两年多前患有脑梗死，后来开始出现健忘，沉默寡言，对什么事情都提不起兴趣，去神经内科就诊，诊断是血管性痴呆，我们想配合针灸治疗，可以吗？

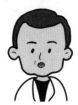

血管性痴呆中医药和针灸治疗有一定的优势，我们经常使用一组穴位，叫做"老呆针"，还可以配合穴位敷贴等方法加强疗效。

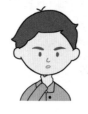

好的，我带她过来针灸治疗，穴位敷贴怎么操作也请您告知我们。

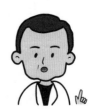

穴位敷贴的方法我在治疗中告知您，另外，长期的适量运动锻炼和健康饮食习惯都对血管性痴呆早期干预有较好效果，建议常吃牛奶、禽蛋、新鲜果蔬、杂粮谷物、鸡肉、鸭肉、鱼肉等，避免高脂、高蛋白、高糖食物。

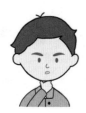

好的，谢谢医生！

穴位详解

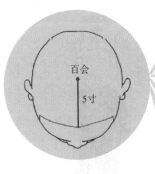

百会

定位 在头部，当前发际正中直上5寸，或两耳尖连线的中点处

主治 近治作用——头面疾病：头痛、眩晕等
神志病：癫狂痫、失眠、健忘、痴呆、昏厥
特殊作用——下陷病症：脱肛、阴挺、胃下垂

刺灸法 平刺0.5~0.8寸，常用灸法

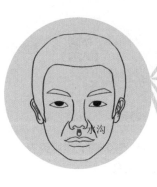

水沟（人中）

定位 在面部，当人中沟的上1/3与中1/3交点处

主治 近治作用——口歪
远治作用——腰脊强痛
特殊作用——急救要穴：昏迷、晕厥、虚脱、中风

刺灸法 向上斜刺0.3~0.5寸。用于急救时可用指甲掐按

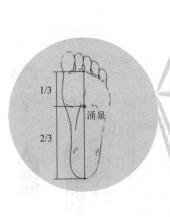

涌泉

定位 在足底部，卷足时足前部凹陷处，约当足底第2、3趾趾缝纹头端与足跟中点连线的前1/3与后2/3交点处

主治 近治作用——下肢痿痹、足心热
远治作用——肝肾阴虚诸症：头痛、头晕、失眠、五心烦热
肺系病症：咽喉肿痛、咳嗽
前阴病：二便失司
特殊作用——急救要穴：中暑、昏迷、晕厥

刺灸法 直刺0.5~0.8寸，或向太冲方向斜刺1~1.2寸

思维导图

血管性痴呆（VD）　VD通常是指发生在脑血管疾病之后的一种严重认知功能障碍综合征，病情较重者甚至会出现精神行为异常等症状

阿尔茨海默病（AD）　AD则是一种原因不明的，以记忆力减退、认知困难为主要临床特点的神经系统的老化性病变

阿尔茨海默病（AD）、血管性痴呆（VD）、混合性痴呆

以记忆力减退、认知功能障碍和日常行为能力下降为常见临床特征

老年痴呆

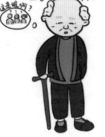

老年痴呆

主穴：老呆针、颞三针、四神针、脑三针、智三针

主治疾病

老年痴呆

配内关、神门 → 心气不足

配肾俞、太溪 → 肾精亏虚

配丰隆、中脘 → 痰浊中阻

配舌三针 → 语言障碍

配曲池、太冲 → 合并高血压、中风后遗症

辨证配穴

老呆针

穴位组成

百会 → 补益脑髓

协同增效　水沟（人中）→ 醒脑开窍

补脑生髓醒神
专攻老年痴呆

涌泉 → 补肾生髓

高血压

其他疗法

涌泉穴位敷贴

百会温针灸

填补肾精、引火下行

吴茱萸、五味子、朱砂、冰片

充养脑髓、安神益智　药物选择

刺灸方法

百会　平刺0.5~0.8寸，常用灸法

水沟（人中）

涌泉

向上斜刺0.3~0.5寸。用于急救时可用指甲掐按

直刺0.5~0.8寸，或向太冲方向斜刺1~1.2寸

穴位敷贴

操作方法　采用热水泡足、按摩涌泉后，按吴茱萸∶五味子∶朱砂∶冰片=2∶2∶2∶1的比例配制。将药物研为细末，每次取3g用醋调为糊状敷于双侧涌泉，每晚1次，7天为1个疗程，连用3~4个疗程

针具选择　选取0.3 mm×40 mm毫针

操作方法　百会沿头皮向前斜刺，入针10~20 mm，针身与头皮保持35°夹角，得气后，温针灸2~3壮，待针微凉后取针

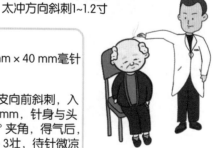

百会温针灸

穴位敷贴

1.穴位敷贴的优势

穴位敷贴是中医内病外治的一种独特疗法，《理瀹骈文》指出"若脏腑，则视病所在，上贴心口，中贴脐眼，下贴丹田"。其具有三大优势：

① 结合穴位、经络、药物三重功效。既能发挥药物对穴位的刺激作用；又具有药物"归经"和功能效应（药物透皮进入血液循环，直达脏腑经气失调的病所）。

② 穴位给药由于皮肤角质层的贮存作用，可避免口服或注射给药的"峰谷现象"；且没有胃及消化道首过效应，可提高药物的生物利用度，同时避免胃肠道的不良反应。

③ 使用方便，易于被患者接受，便于长期应用，尤其适用于老人和不能口服药物的患者。

2.临床适应证

失眠、老年痴呆、腹泻、慢性支气管炎等。

3.操作方法

【处方】吴茱萸、五味子、朱砂、冰片按2：2：2：1的比例配制。将上述药物碾末过筛，适量混匀，每次取3g加适量食醋调成糊状，均分两份，集中涂于5cm×5cm大小的医用胶布上。

【取穴】涌泉。

【操作】每晚睡前用温水泡脚15～20分钟后擦干，用自制中药贴2枚分别贴敷于双侧涌泉，次日晨起揭除，7天为1个疗程，连用3～4个疗程。

【方义】采用滋阴安神的中药贴敷于具有滋阴补肾功效的涌泉，可起到补益肾精、治病求本之功效，对老年痴呆、失眠尤为适宜。

【注意事项】每次贴敷时间不宜超过10小时，以免局部出现红肿、水疱、瘙痒等不良反应。

请圈出正确穴位

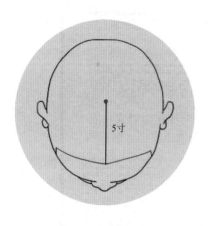

通天

络却

百会

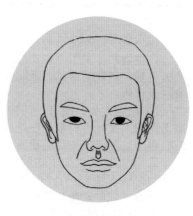

素髎

水沟

巨髎

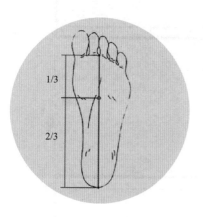

涌泉

然谷

独阴

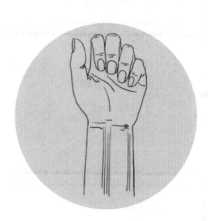

通里

大陵

神门

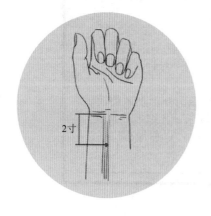

内关

少府

郄门

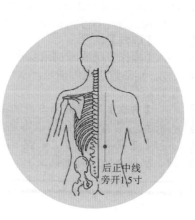

胃俞

肾俞

命门

⑩ 定神针（定神Ⅰ针、定神Ⅱ针、定神Ⅲ针）

课前导读

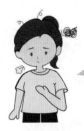

靳医生，我长期失眠，一直靠吃安眠药才能睡几个小时，经常嗳气、干呕，想试着少吃半粒安眠药，但是不行，烦躁难受，我这种情况是否能够通过针灸治疗？

我看了您的病历，两年前被诊断为焦虑症，焦虑症会对您的睡眠有影响，建议可以通过针灸调理睡眠。连续治疗1个月后，如果症状改善，可考虑将安眠药逐渐减量。

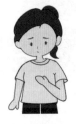

好的，我按照您的方案治疗吧。

有一组穴位"定神针"有安神定志的作用，同时配合其他一些安神助眠的穴位，比较适合治疗您的症状。但失眠受影响因素比较多，比如心理、生活行为，甚至饮食等原因都会诱发或者加重失眠，所以需要养成良好的生活习惯，主动调畅情志，治疗期间避免摄入茶、咖啡、酒、辣椒等辛辣刺激食物。

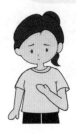

好的，谢谢医生！

穴位详解

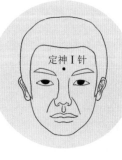

定神Ⅰ针

定位 印堂（两眉头正中）上0.5寸

主治 近治作用——头面五官疾病：前额痛、眩晕、斜视等目疾
特殊作用——神志病：自闭症、精神发育迟滞、多动症、失眠等

刺灸法 向下平刺0.5~0.8寸，使针感到达鼻根

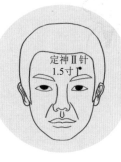

定神Ⅱ针

定位 左阳白（目正视，瞳孔直上，眉上1寸）上0.5寸

主治 近治作用——头面五官疾病：前额痛、眩晕、斜视等目疾
特殊作用——神志病：自闭症、精神发育迟滞、多动症、失眠等

刺灸法 向下平刺0.5~0.8寸，使针感到达眼部

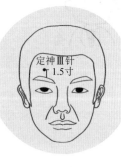

定神Ⅲ针

定位 右阳白上0.5寸

主治 近治作用——头面五官疾病：前额痛、眩晕、斜视等目疾
特殊作用——神志病：自闭症、精神发育迟滞、多动症、失眠等

刺灸法 向下平刺0.5~0.8寸，使针感到达眼部

思维导图

女性发病率高于男性

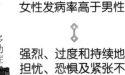

焦虑症

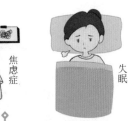

失眠

多发于学龄期儿童

多动症

强烈、过度和持续地担忧、恐惧及紧张不安伴随心率加快、睡眠困难等症状

主要表现为与年龄不相称的注意力易分散，不分场合的过度活动和做事冲动、莽撞，往往伴有学习障碍，智力正常或接近正常

老年人、女性多发，70%~80%的精神障碍患者同时有失眠的症状

经常不能获得正常睡眠，以睡眠时间、深度及消除疲劳作用不足为主的一种病症

焦虑症

儿童多动症

失眠

主治疾病

定神Ⅰ针 —— 调神定志

定神针、四神针、手智针、足三针 —— 失眠

力专效宏取穴简捷

定神Ⅱ针

临证配伍

定神针

穴位组成

局部选穴定神专设

清泻肝胆、平肝息风

定神针、四神针、内关、三阴交 —— 焦虑症

定神针、四神针、智三针、手智针、足智针 —— 儿童多动症

定神Ⅲ针

其他疗法

刺灸方法

定神Ⅰ针 —— 向下平刺0.5~0.8寸，使针感到达鼻根

耳穴贴压

定神Ⅱ针 —— 向下平刺0.5~0.8寸，使针感到达眼部

选穴：皮质下、枕、颞、额、神门、内分泌、肝、胆、脾、胃、肾、心

暗示疗法

定神Ⅲ针 —— 向下平刺0.5~0.8寸，使针感到达眼部

因时制宜、结合中西医理论选穴

耳穴贴压

治疗前建立良好的医患关系，掌握患者的心理状态，针刺穴位同时施予暗示语

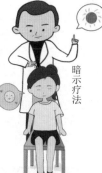

暗示疗法

针灸配合符合患者动机需求的心理暗示

"心主神明" 与 "脑主神明"

"心主神明"起源于《黄帝内经》，"脑主神明"是因近代神经解剖学的传入而起，两者孰是孰非，争鸣讨论，旷日持久。近代医家张锡纯（《医学衷中参西录》）首提"心脑共主神明"之说，后人多有附和。从心脑共主神明的理论角度，心主"生命之神"，是生命活动的基础；脑主意识、思维等高级生命活动，是生命活动的外在表现。两者结合，"心主神明"与"脑主神明"协同作用，才能发挥正常生理功能。定神Ⅰ针位于督脉循行路线上，定神Ⅱ针、Ⅲ针位于胆经循行路线上，可醒脑调神、平肝息风，故适用于自闭症、多动症、精神发育迟滞儿童临床出现的神志不宁、注意力不集中等主要症状；又具有调神治本之功，故本组穴位亦可治疗失眠症。

暗示疗法与针灸暗示

暗示疗法是利用言语、动作或其他方式，也可以结合其他治疗方法，使被治疗者在不知不觉中受到积极暗示的影响，从而不加主观意志地接受心理医生的某种观点、信念、态度或指令，以解除其心理上的压力和负担，实现消除疾病症状或加强某种治疗方法效果的目的。暗示疗法的具体方法很多，临床常用的有言语暗示、药物暗示、手术暗示、情境暗示等。此外，心理医生对患者的鼓励、安慰、解释、保证等也都有暗示的成分。

针灸暗示是在传统中医针灸技术基础上配合符合患者动机需求的心理暗示，使患者不经过逻辑判断，自觉地接受医生灌输给他的观念而增强治疗效果的一种方法，已逐渐应用于精神心理疾病的辅助治疗。

针灸暗示治疗前需建立良好的医患关系，掌握患者的心理状态，消除其紧张恐惧心理。在针刺同时施予暗示语（医生告诉患者）："针灸能够通经脉、调气血、平衡阴阳、调和脏腑，达到治病的目的。针灸时会有酸、麻、胀、痛等感觉，如果你能体会到这些感觉，说明这些穴位在起作用。现在已经对你身上的穴位进行针刺，这些穴位能调整机体功能，使疾病尽快恢复。现在你会感觉到越来越舒服，疼痛的感觉慢慢减少。"

请圈出正确穴位

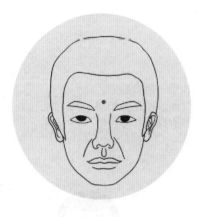

睛明

定神Ⅰ针

印堂

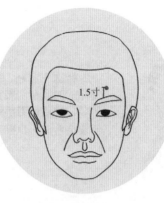

承泣

鱼腰

定神Ⅱ针

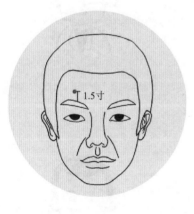

定神Ⅲ针

丝竹空

攒竹

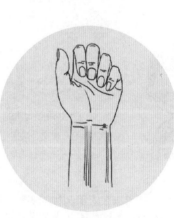

灵道

太渊

神门

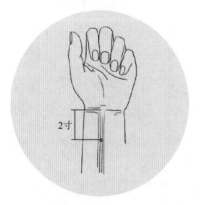

内关

曲泽

二白

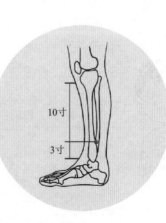

阴陵泉

三阴交

悬钟

11 痫三针（内关、申脉、照海）

课前导读

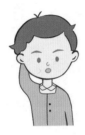

靳医生您好，想跟您咨询一下，我孩子患有癫痫，发作的时候有四肢抽搐、口吐白沫等表现。现在在长期服药，病情还算平稳，我希望能够针灸治疗，看能否与药物结合进一步控制症状。

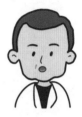

孩子是否患有其他疾病呢？现在多大了？

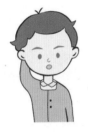

还患有多动症。孩子现在6岁多了。

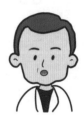

可以在服用药物的同时，配合针刺"痫三针"治疗。多动症患儿学习生活与人际交往易受影响，在日常生活中，家长也需要及时给孩子进行心理疏导。

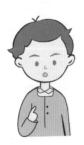

好的，我们会积极配合治疗的。

穴位详解

扫码获取
▶ 穴位视频
▶ 穴组速查
▶ 速记歌诀
▶ 参考答案

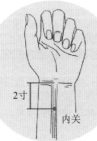

内关

定位 在前臂掌侧，腕横纹上2寸，在桡侧腕屈肌腱与掌长肌腱之间

主治 近治作用——上肢痹痛
远治作用——心悸、胸闷、心律失常等心疾
远治作用——失眠、郁证、癫狂痫等神志病
特殊作用——胃痛、呃逆、呕吐等胃病

刺灸法 直刺0.5~1寸，可透刺外关，行针以有向指端放射的触电感为宜

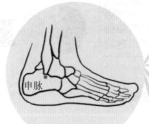

申脉

定位 在足外侧，外踝直下方凹陷中

主治 近治作用——外踝肿痛
远治作用——腰腿酸痛、头痛、眩晕
特殊作用——神志病：癫痫、失眠

刺灸法 直刺0.5~0.8寸，或朝足底方向斜刺0.5~1寸

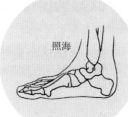

照海

定位 在足内侧，内踝直下方凹陷中

主治 近治作用——内踝肿痛
远治作用——五官热性病：咽喉肿痛、目赤肿痛
远治作用——月经不调、带下、阴挺；小便频数、癃闭
特殊作用——神志病：癫痫、失眠

刺灸法 直刺0.5~0.8寸，或朝足底方向斜刺0.5~1寸

恢复期 ▷ 患者处于昏睡状态，心率、血压、反射、瞳孔趋向正常，昏迷逐渐减轻而清醒，有头痛、乏力、全身肌肉酸痛等表现

阵挛期 ▷ 心率加快、血压升高、唾液和汗液分泌增多、呼吸声粗大，唾液呈泡沫状从口流出，有时混有血丝，并口吐血沫、瞳孔散大，小便失禁，甚至大便失禁等

强直期 ▷ 突然意识丧失，跌倒在地，全身肌肉强直性收缩，头后仰，双上肢屈曲强直，双下肢伸性强直，口部先张后闭合、呼吸暂停、口唇及全身皮肤青紫

先兆期 ▷ 头晕、恐惧、胸闷、心慌、感觉异常、精神异常、恶心、胃部不适等，持续时间较短

猝然昏仆、抽搐，两目上视，怪叫、吐痰沫，嘴唇及颜面青紫，可自行苏醒，且醒后如常人，反复发作

足外翻 · 足内翻

与足内翻相反，即为足部固定于一种外展、旋前外翻的姿势

多由于胎儿足部在宫内受压而长期处于某种异常姿势造成，足部固定于一种内收、旋后内翻姿势

足内翻

足外翻

癫痫

癫痫

大脑神经元突发性异常放电，导致短暂的大脑功能障碍的一种临床综合征

痫三针，四神针，脑三针，颞三针，舞蹈震颤区（大脑额叶运动中枢的前部，在头部定位于运动区体表投影前方1.5 cm 宽的平行带）

癫痫

痫三针，纠内翻穴（足三里外两横指与悬钟上两横指相交处）

足内翻

足外翻

痫三针，纠外翻穴（三阴交下0.5寸）

主治疾病

临证配伍

穴位组成

痫三针

其他疗法

刺灸方法

内关 · 宁心安神

经脉循行选穴组方
↓
上下相迎癫痫专设

申脉 · 镇惊安神、舒筋通络

照海 · 调阴安神、疏筋通络

直刺0.5~1寸，可透刺外关，行针以有向指端放射的触电感为宜

内关

申脉 · 直刺0.5~0.8寸，或朝足底方向斜刺0.5~1寸

照海 · 直刺0.5~0.8寸，或朝足底方向斜刺0.5~1寸

穴位埋线

穴位选择：大椎、腰奇、丰隆、心俞、鸠尾

长效针感、针线双效

穴位埋线

申脉、照海临证应用

申脉与照海位于足踝部，一外一内，分别属于膀胱经和肾经穴位，在靳三针疗法中作为调阴阳的常用穴组。申脉、照海同属八脉交会穴，申脉通阳跷脉，照海通阴跷脉。阴阳跷脉起于足，具有交通一身阴阳之气、调节肢体运动的作用。《素问·生气通天论》曰："阴平阳秘，精神乃治，阴阳离决，精气乃绝。"

1. 儿童多动症

多动症患儿阴阳失衡，阴不制阳，表现为精神亢奋，针刺申脉、照海，可以平衡机体阴阳。

2. 癫痫

癫痫与阴阳的盛衰变化相关，体现在癫痫的昼夜发作规律上。白天相对阳盛阴衰，夜晚阴盛阳衰。白天癫痫发作者多阳气偏盛、阴气不足；夜间癫痫发作者多阴气偏盛、阳气不足。

申脉、照海二穴为古人治疗癫痫的要穴，靳老将之与内关相配，成为"痫三针"。癫痫的基本病机为痰阻经络、神明被扰，故内关可化痰通络、宁心安神而治疗癫痫；申脉、照海均为八脉交会穴，分别通于阳跷脉、阴跷脉，两脉分别循行经过足外侧、足内侧，目外眦与目内眦，故善司眼睑开合与足跟跷捷，癫痫发作时即为运动失调，故古有癫痫"日发申脉，夜发照海"之说，针申脉、照海可以起到调节运动的作用。痫三针临床可用于治疗癫痫，无论日发和夜发均可采用。

请圈出正确穴位

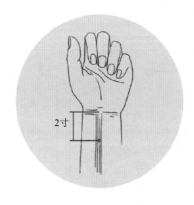

内关

大陵

鱼际

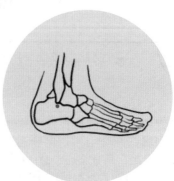

丘墟

昆仑

申脉

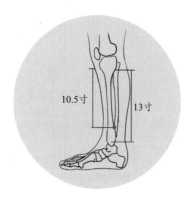

三阴交

纠外翻穴

悬钟

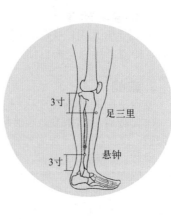

纠内翻穴

悬钟

足三里

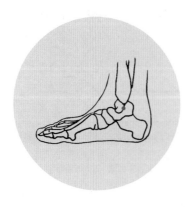

照海

太溪

商丘

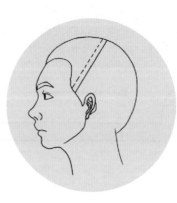

运动区

舞蹈震颤区

感觉区

12 晕痛针（四神针、印堂、太阳）

课前导读

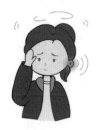

靳医生您好，我近期频繁头晕，前阵子去医院检查，被诊断为梅尼埃病。医生给我开了药，还建议我来针灸科看一下。

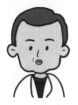

您头晕发作时有哪些症状，比如是否感觉天旋地转，是否伴随听力下降或者耳鸣？

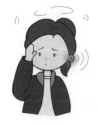

是的，的确是您说的这样，有耳鸣，听力也下降了，还有耳部闷胀的感觉。

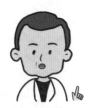

我们有一组穴位"晕痛针"，治疗头晕效果不错，您可以坚持治疗一段时间看看情况。

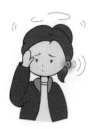

好的医生，谢谢您！

穴位详解

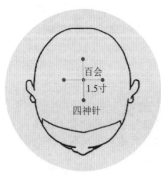

四神针（详见"四神针"）

定位 在头部，百会前后左右各旁开1.5寸，共4穴

主治 头部五官疾病：头痛、眩晕等
神志病：癫狂痫、失眠、健忘、智力低下

刺灸法 向四周平刺0.8~1寸

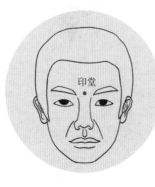

印堂

定位 在额部，两眉头中间

主治 局部病症——头痛、眩晕、失眠；
鼻塞、急慢性鼻炎

刺灸法 向下沿皮平刺达鼻根，以有酸胀感为度

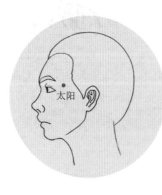

太阳

定位 在颞部，眉梢与目外眦之间，
向后约一横指的凹陷处

主治 局部病症——头痛、目疾、面瘫

刺灸法 直刺或斜刺0.8~1寸

思维导图

后循环缺血性眩晕、脑干和小脑肿瘤、小脑出血 ─ 神经源性眩晕 ─ 眩晕伴肢体麻木、语言不清、共济失调等

神经源性眩晕

颈椎骨质增生、颈椎退行性病变、颈椎失稳 ─ 颈源性眩晕 ─ 头部转动或将颈部侧向弯曲至特定位置诱发眩晕，伴视物模糊、颈部疼痛、恶心呕吐

颈源性眩晕

前庭神经炎、梅尼埃病、中耳炎并发症 ─ 耳源性眩晕 ─ 头部转动时出现突发性眩晕，伴面色苍白、耳鸣耳聋、恶心呕吐

耳源性眩晕

人体对空间关系的定向或平衡感觉障碍

自觉身体或周边物体转动，有时伴恶心、呕吐、耳鸣等症状 ─ 眩晕

眩晕

主治疾病

四神针 ─ 调神益智

局部取穴力专效宏

印堂 ─ 安神镇静

定神止眩通络止痛

晕痛针、耳三针 ─ 耳源性眩晕

晕痛针、颈三针 ─ 颈源性眩晕

晕痛针、颞三针、脑三针 ─ 神经源性眩晕

临证配伍

晕痛针

穴位组成

太阳 ─ 通经止痛

四神针 ─ 向四周平刺0.8~1寸

其他疗法

刺灸方法

百会压灸

太阳 ─ 印堂 ─ 向下沿皮平刺达鼻根，以有酸胀感为度

直刺或斜刺0.8~1寸

患者取坐位，医者在百会上涂少量万花油。用黄豆大艾炷直接灸至患者感灼热时，取一截艾条用力压熄艾炷，使热力缓缓透进穴内并向四周放射

颈源性眩晕

振复阳气，补脑益髓，升清降浊

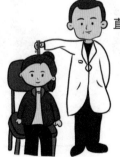

百会压灸

眩晕的鉴别诊断及靳三针疗法

疾病	常见病因	症状	发作频率	靳三针疗法
耳源性眩晕	前庭神经炎、梅尼埃病、中耳炎并发症	头部转动时出现突发性眩晕，伴面色苍白、耳鸣耳聋、恶心呕吐	发生时间较短，眩晕程度较重，易反复发作	晕痛针、耳三针
颈源性眩晕	颈椎骨质增生、颈椎退行性病变、颈椎失稳	头部转动或将颈部侧向弯曲至特定位置诱发眩晕，伴视物模糊、颈部疼痛、恶心呕吐	发作频率与颈椎疾病严重程度有关	晕痛针、颈三针
神经源性眩晕	后循环缺血性眩晕、小脑出血、脑干和小脑肿瘤	眩晕伴肢体麻木、语言不清、共济失调等	发病较慢，程度不定，持续时间较长	晕痛针、颞三针、脑三针

耳源性眩晕　　　　　　　颈源性眩晕　　　　　　　神经源性眩晕

巩固提高

请圈出正确穴位

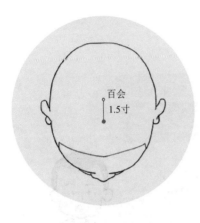

四神 I 针

百会

前顶

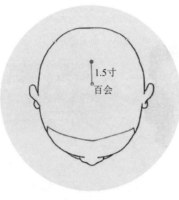

强间

后顶

四神 II 针

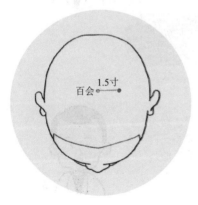

四神 III 针

四神聪

承灵

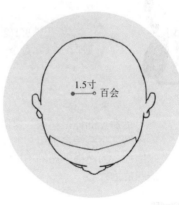

目窗

四神 IV 针

正营

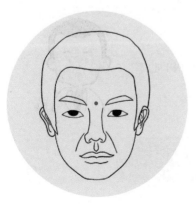

阳白

睛明

印堂

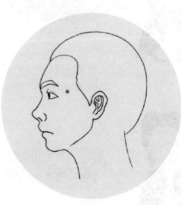

承泣

太阳

颔髎

13 疲三针（四神针、内关、足三里）

课前导读

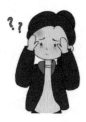

医生，最近半年多我总觉得很疲乏，记忆力下降，工作劳累后感觉头胀痛，颈项、腰背肌肉痛，手指关节有时也会疼痛。

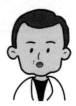

近期是否做过体检，体检结果给我看下，另外您睡眠情况如何？

年初单位体检，好像没有什么问题，体检报告给您看下，睡眠情况不好，入睡困难。

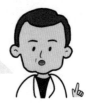

结合您的体检结果，排除了相关器质性病变，有可能是慢性疲劳综合征引起的不适，推荐您使用"疲三针"来治疗。当然根据您的不适症状，我们还会采用其他方法对症治疗。

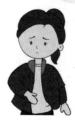

好的，治疗期间需要注意什么呢？

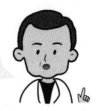

健康饮食，规律作息，建立良好积极的心态与健康的生活习惯。

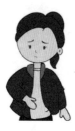

我会按照您的嘱咐调整生活作息与饮食习惯，希望能够早日好起来！

穴位详解

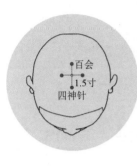

四神针 （详见"四神针"）

定位 在头部，百会前后左右各旁开1.5寸，共4穴

主治 头部五官疾病：头痛、眩晕等
神志病：癫狂痫、失眠、健忘、智力低下

刺灸法 向百会平刺0.8~1寸

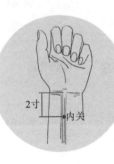

内关

定位 在前臂掌侧，腕横纹上2寸，在桡侧腕屈肌腱与掌长肌腱之间

主治 近治作用——上肢痹痛
远治作用——心悸、胸闷、心律失常等心疾
失眠、郁证、癫狂痫等神志病
特殊作用——胃痛、呃逆、呕吐等胃病

刺灸法 直刺0.5~1寸

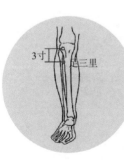

足三里

定位 在小腿前外侧，当犊鼻下3寸，距胫骨前缘一横指处

主治 近治作用——下肢疾患
远治作用——胃肠病：胃痛、呕吐、呃逆、腹痛、泄泻、便秘
特殊作用——强壮保健：体虚瘦弱、心悸、气短

刺灸法 直刺1~2寸

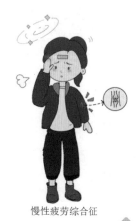

慢性疲劳综合征

以长期身心极度疲劳为突出表现，同时伴有低热、头痛、肌肉关节疼痛、失眠和多种精神症状的一组症候群，体检和常规实验室检查一般无异常发现

慢性疲劳综合征

主治疾病

四神针 —— 升举阳气

穴位组成

经脉循行选穴组方
⬇
宁心安神健脾升阳

内关 —— 交通心肾

足三里 —— 健脾和胃

临证配伍

慢性疲劳综合征

疲三针、气海、关元、肝俞、脾俞、肾俞

疲三针

刺灸方法

四神针 —— 向百会平刺0.8~1寸

内关 —— 直刺0.5~1寸

足三里 —— 直刺1~2寸

其他疗法

拔罐法

足太阳经背部第1、第2侧线，行走罐法，以背部潮红为度

铺灸疗法

活血祛瘀、调整脏腑功能

将制备好的姜泥（宽5cm、厚1cm）均匀覆盖于患者脊柱、夹脊穴及膀胱经两条侧线上，将艾绒搓成长蛇形，铺于姜泥上，在艾绒的头部、体部、尾部加上少量95%酒精，逐一点燃。待自燃尽，清理姜泥、艾灰

温补五脏、通畅气血、沟通内外、平衡阴阳

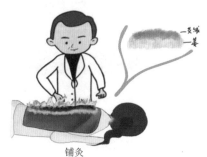

铺灸

铺灸治疗慢性疲劳综合征

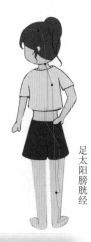

足太阳膀胱经

1. 简介

铺灸属于灸法的一种，从督脉灸发展而来，可覆盖背部督脉、夹脊穴及足太阳膀胱经的两条支脉，再辅以中药药粉联合治疗，具有调节机体免疫功能的作用，能起到温补督脉、强壮元气、调和阴阳、温通气血之作用。对各类慢性虚寒性疾病都有治疗作用。

2. 操作

（1）将生姜打碎成泥状。生姜泥中加入温阳散寒、通痹止痛类中药药粉，搅拌均匀。

（2）患者俯卧在床上，暴露背部，将毛巾铺在身体两侧，避免受凉。在大椎水平线至腰俞水平线铺上姜泥（宽5cm、厚1cm），均匀覆盖脊柱、夹脊穴及膀胱经两条侧线。

（3）将艾绒均匀放置于姜泥上。在艾绒的头部、体部、尾部加上少量95%酒精，逐一点燃。

（4）燃烧完全后，移除艾灰，更换新的艾绒，灸治3壮，取下姜泥，结束治疗。

3. 方义

（1）督脉与肾、脑、心等脏腑互相联系，治疗选用督脉，取其交通心肾、调整阴阳、畅通经气、调节神志的作用。

（2）夹脊穴属经外奇穴，定位在第1胸椎至第5腰椎棘突下两侧，后正中线旁开0.5寸，左右共34穴。因其位于督脉与足太阳膀胱经之间，可以调节两经的经气，夹脊穴与背俞穴相邻，故也可用于调节脏腑功能。夹脊穴被广泛应用于神经系统疾病、运动系统疾病、消化系统疾病、循环系统疾病、内分泌系统疾病、免疫系统疾病等的治疗中，对于由多个脏腑功能失调引起的慢性疲劳综合征、亚健康综合征等也都能起到较好的疗效。

（3）足太阳膀胱经是十二正经中最长的一条经脉，其第一侧线上的背俞穴与脏腑联系紧密，能交联五脏六腑，调节全身；同时第二侧线上还拥有对应五脏的五志，能通过调节情志从而调节五脏的气血阴阳。慢性疲劳综合征病机为气血阴阳失调及脏腑功能虚损，病位涉及五脏，故足太阳膀胱经背部两条侧线所分布穴位可用于整体调节。

（4）铺灸使用姜泥加入温阳散寒、通痹止痛类中药，加强了温补疏通作用，刺激督脉、夹脊穴、膀胱经，又具有温补五脏、通畅气血、沟通内外、平衡阴阳的作用，同时因为治疗面积大、火力足、温通力强，能明显提升人体阳气，改善体质，增强免疫力。

请圈出正确穴位

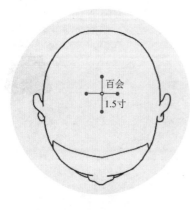

四神针

四神聪

前顶

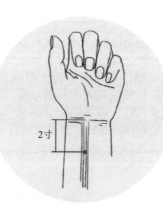

大陵

少府

内关

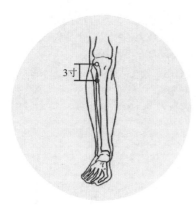

足三里

条口

犊鼻

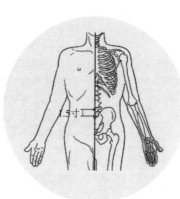

下脘

气海

神阙

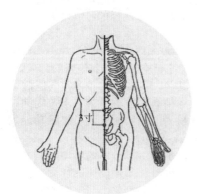

中极

天枢

关元

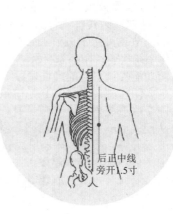

肝俞

脾俞

膈俞

14 郁三针（四神针、内关、三阴交）

课前导读

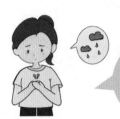

医生，我这几年睡眠都不好，还经常感觉倦怠乏力，食欲不振，瘦了好多，吃了抗抑郁药物，一开始有效果，但是我担心长期吃有副作用，想看下是否可以针灸治疗？

好的，抑郁症可以采用针灸治疗，但是需要坚持治疗一段时间。

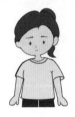

每天都需要治疗吗？

建议一周治疗2~3次，如果时间不允许，可以在针灸治疗的同时配合埋针，这样可以适当减少针灸治疗的次数。

可以呀，那就两种方法结合吧。

好的，那就使用"郁三针"配合背俞穴为主埋针治疗，你也要注意调畅情志，争取早日好转。

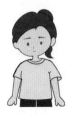

好的，谢谢医生！

扫码获取
▶ 穴位视频
▶ 穴组速查
▶ 速记歌诀
▶ 参考答案

穴位详解

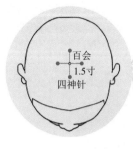

四神针 （详见"四神针"）

定位 在头部，百会前后左右各旁开1.5寸，共4穴

主治 头部五官疾病：头痛、眩晕等
神志病：癫狂痫、失眠、健忘、智力低下

刺灸法 向百会平刺0.8~1寸

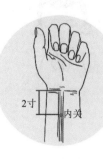

内关

定位 在前臂掌侧，腕横纹上2寸，在桡侧腕屈肌腱与掌长肌腱之间

主治 近治作用——上肢痹痛
远治作用——心悸、胸闷、心律失常等心疾
失眠、郁证、癫狂痫等神志病
特殊作用——胃痛、呃逆、呕吐等胃病

刺灸法 直刺0.5~1寸

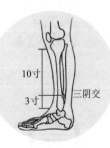

三阴交

定位 在小腿内侧，当足内踝尖上3寸，胫骨内侧缘后方

主治 近治作用——下肢痿痹
远治作用——脾胃病：腹胀、腹泻
生殖泌尿系统疾病：遗精、阳痿、遗尿、不孕、
小便不利
妇科病：月经不调、阴挺、难产
特殊作用——阴虚诸症：失眠、眩晕、腰膝酸软

刺灸法 直刺1~1.5寸

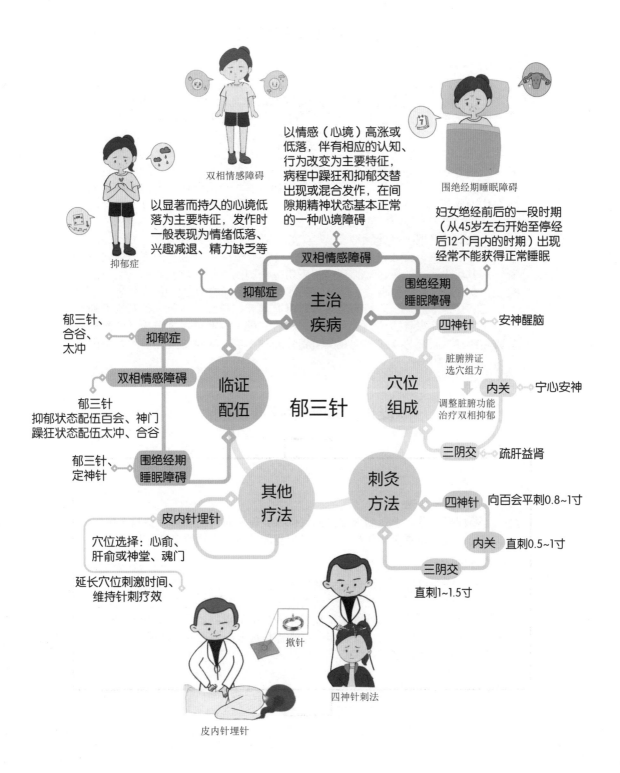

思维导图

双相情感障碍

以情感（心境）高涨或低落，伴有相应的认知、行为改变为主要特征，病程中躁狂和抑郁交替出现或混合发作，在间隙期精神状态基本正常的一种心境障碍

围绝经期睡眠障碍

妇女绝经前后的一段时期（从45岁左右开始至停经后12个月内的时期）出现经常不能获得正常睡眠

以显著而持久的心境低落为主要特征，发作时一般表现为情绪低落、兴趣减退、精力缺乏等

抑郁症

郁三针、合谷、太冲

抑郁症

双相情感障碍

郁三针
抑郁状态配伍百会、神门
躁狂状态配伍太冲、合谷

郁三针、定神针

围绝经期睡眠障碍

临证配伍

主治疾病

双相情感障碍

抑郁症

围绝经期睡眠障碍

四神针 — 安神醒脑

脏腑辨证选穴组方

内关 — 宁心安神

调整脏腑功能治疗双相抑郁

穴位组成

三阴交 — 疏肝益肾

郁三针

皮内针埋针

穴位选择：心俞、肝俞或神堂、魂门

延长穴位刺激时间、维持针刺疗效

其他疗法

刺灸方法

四神针 向百会平刺0.8~1寸

内关 直刺0.5~1寸

三阴交 直刺1~1.5寸

撳针

四神针刺法

皮内针埋针

郁三针论治抑郁症

四神针，位于百会前后左右各1.5寸，其中前后两穴相当于督脉的前顶和后顶，左右两穴相当于足太阳膀胱经通天和络却之间，略靠近络却处。《针灸大成》记载："以人之脉络，周流于诸阳之分，譬犹水也，而督脉为之都纲，故名曰海焉"。明确指出督脉为阳脉之海，总督一身之阳气，统领诸经，对各经病变均有调节作用。督脉"起于下极之俞，并于脊里，抵于风府，入属于脑"，其经脉又循行于头顶正中，内属于脑，本着"经脉所过，主治所及"，其穴位对于与脑有关的神志病有着肯定治疗作用。四神针四穴所在均为脑气所发之处，又通过督脉和膀胱经与脑直接联系，故为安神醒脑、开窍解郁、宁心调神的要穴。

内关，手厥阴心包经经穴，具有宽胸解郁之功。《针灸甲乙经》云："心澹澹而善惊恐，心悲，内关主之。"内关对于抑郁所引起的许多症状有着一穴多功的治疗效果，对抑郁症患者常见的胸闷不舒、胃脘胀闷、太息、嗳气、食欲减退、心悸心慌、睡眠障碍等均具有良好的治疗作用。

三阴交为下肢足三阴经交会之处，具有健脾、疏肝、益肾、调和气血的作用，而抑郁症患者病位则涉及肝、脾、肾三脏，因此可以调节患者的相应脏腑功能。三阴交与内关相配还具有镇惊安神作用，对抑郁发作的主症失眠有良好的治疗作用。

皮内针埋针治疗抑郁症

1. 操作方法

将图钉型揿针垂直刺入皮内的穴位，并使胶布内的圆环平整贴于皮肤表面固定，留置2～3日，其间可用指腹按压穴位增强刺激作用。

2. 方义

埋针法是以经络皮部理论为基础发展而来的。《灵枢·终始》亦言"久病者邪气入深，刺此病者，深内而久留之"，说明埋针法适用于病情迁延不愈、慢性疾病或经常反复发作的病症的巩固治疗，起到延长穴位刺激时间、维持针刺疗效的作用。抑郁症选取心俞、肝俞或神堂、魂门埋针，可达疏肝解郁、宁心安神之功。

巩固提高

请圈出正确穴位

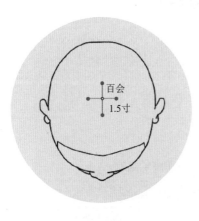

四神针

四神聪

百会

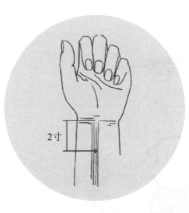

大陵

内关

少府

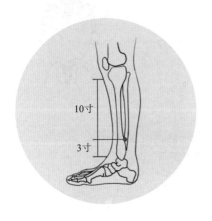

三阴交

地机

复溜

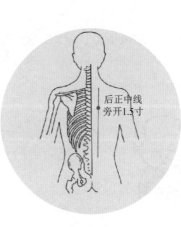

心俞

脾俞

肺俞

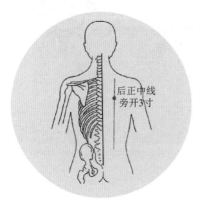

膏肓

神堂

膈俞

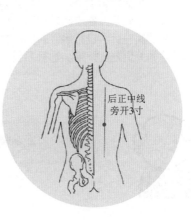

肝俞

膈俞

魂门

第3章 躯干、四肢疾患组穴处方

① 肩三针（肩Ⅰ针、肩Ⅱ针、肩Ⅲ针）

课前导读

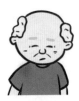

> 医生，我最近右侧肩部疼痛，连梳头都不行，有时晚上痛得睡不着。

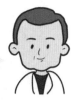

> 请跟我做几个动作，看一下您右侧肩部的活动情况。

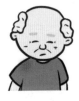

> 好的，之前晚上痛得睡不好，吃药后虽然没那么痛了，但是最近肩部举不起来了。

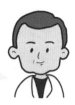

> 根据检查的情况，您目前右侧肩部主要是上举和后伸活动受限，属于比较典型的肩周炎的表现。推荐您使用"肩三针"进行治疗，同时要加强肩部功能锻炼，才能起到更好的效果。治疗后我告知您肩部功能锻炼方法。

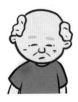

> 好的，谢谢医生。

穴位详解

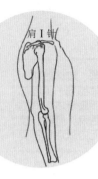

肩 I 针

肩 I 针

定位 在肩部，上肢自然下垂，当肩峰正下方凹陷处

主治 局部疾患——上肢病症：上肢不遂，肩臂痛

刺灸法 直刺或向下斜刺1~1.5寸，注意不要刺入关节腔

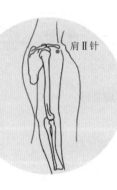

肩 II 针

肩 II 针

定位 肩 I 针前2寸

主治 局部疾患——上肢病症：上肢不遂，肩臂痛

刺灸法 直刺或向下斜刺1~1.5寸，注意不要刺入关节腔

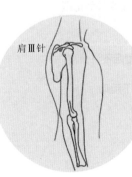

肩 III 针

肩 III 针

定位 肩 I 针后2寸

主治 局部疾患——上肢病症：上肢不遂，肩臂痛

刺灸法 直刺或向下斜刺1~1.5寸，注意不要刺入关节腔

思维导图

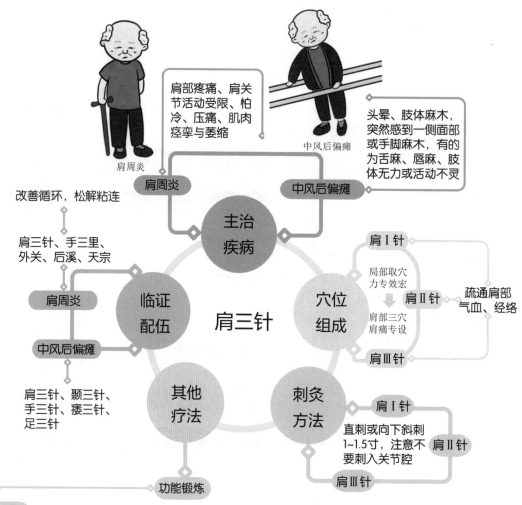

肩部疼痛、肩关节活动受限、怕冷、压痛、肌肉痉挛与萎缩

肩周炎

头晕、肢体麻木，突然感到一侧面部或手脚麻木，有的为舌麻、唇麻、肢体无力或活动不灵

中风后偏瘫

改善循环，松解粘连

肩周炎

肩三针、手三里、外关、后溪、天宗

临证配伍

肩周炎

中风后偏瘫

肩三针、颞三针、手三针、踝三针、足三针

主治疾病

肩三针

穴位组成

肩 I 针

局部取穴力专效宏

肩 II 针

肩部三穴肩痛专设

肩 III 针

疏通肩部气血、经络

其他疗法

刺灸方法

肩 I 针

直刺或向下斜刺1~1.5寸，注意不要刺入关节腔

肩 II 针

肩 III 针

功能锻炼

拱手作揖　十指互抱成拳，两肘直伸做作揖状，健手帮助患肢，一上一下，尽量使肩关节抬高

打肩摸背　右手掌打到对侧左肩，左手背触及身后腰背部，然后反转对侧

青龙摆尾　双臂屈肘90° 贴紧腰际，两前臂向外旋转，在向外旋转时，上臂紧贴腰际不许分离

大鹏展翅　用力将双肩外展平伸到90° ，又落回到身旁，如飞鸟扇动翅膀，上下运动

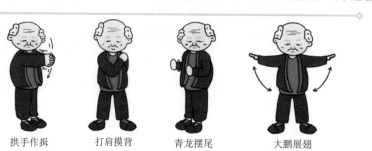

拱手作揖　　打肩摸背　　青龙摆尾　　大鹏展翅

靳氏肩三针与传统肩三针

按压肩周炎患者肩峰下位置，患者常常会感到明显的酸、麻、胀、痛感，靳老从长期的临床实践中总结出了肩Ⅰ针。本穴与传统肩髃的取穴方法有一定区别：肩髃是肩峰端前下方凹陷中，肩髃后1寸处为肩髎，两穴取穴均是举臂取穴，而肩三针中肩Ⅰ针是使上肢自然下垂，取其肩峰下凹陷处。肩髃、肩髎取穴常需患者配合举臂抬高；本穴取穴时上肢自然下垂即可。在临床上，肩关节疾患的患者上臂往往很难完成外展、上举等动作，故本穴在实际临床工作中不但简便易取，更重要的是能有效减轻在治疗过程中给患者带来的痛苦，为靳老独创治疗肩关节疼痛的经验效穴。

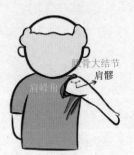
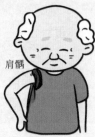
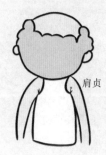

传统肩三针

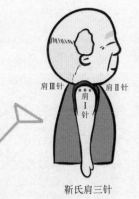

靳氏肩三针与传统肩三针（肩贞、肩髃、肩髎）比较，选穴更符合肩周炎临床症状特点，以阿是穴为主，均是在肩关节及其附着肌肉、肌腱处进行针刺，既能兼顾肩关节各方向活动，又能疏通肩部经络，加快病变部位的血液循环，"通则不痛"，临床研究显示本组穴位在疗效上优于传统肩三针。

靳氏肩三针

请圈出正确穴位

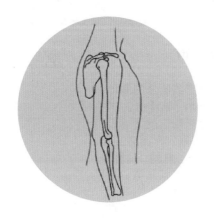

肩Ⅰ针

肩井

肩前

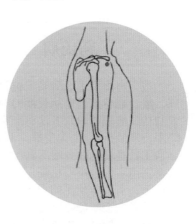

肩Ⅱ针

巨骨

臑俞

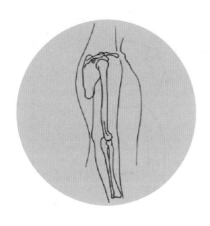

肩贞

肩Ⅲ针

天髎

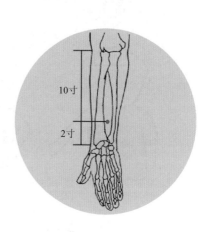

阳溪

养老

外关

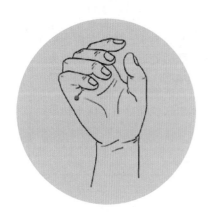

后溪

中渚

阳池

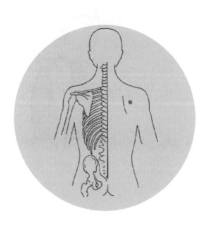

天宗

曲垣

肩外俞

② 手三针（曲池、合谷、外关）

课前导读

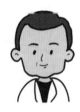

老人家，您过来看诊是有什么不舒服？

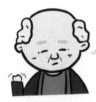

医生，我三个月前中风住院了，一个月前出院回到家，手脚无力的情况都恢复得差不多了，但是右手手指还不太灵活，写字、刷牙都比较费力。

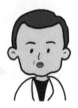

我看您之前住院记录显示诊断为脑梗死，肢体功能障碍是脑梗死的主要表现，手部活动属于精细动作，控制手部精细动作的大脑区域较大，所以恢复起来一般也是最慢的。

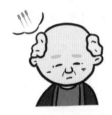

听说针灸对中风康复效果好，所以我想针灸治疗。

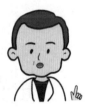

是的，针灸对于中风肢体功能康复效果较好，有一组"手三针"是专门用于中风后上肢特别是手部功能康复的，我再告诉您手部功能锻炼方法，您可以针灸治疗的同时配合使用，可起到更好的效果。

太好了，那我按照您的建议进行康复治疗。

穴位详解

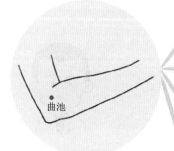

曲池

定位 在肘横纹外侧端，屈肘，成直角，当肘横纹外侧端与肱骨外上髁连线的中点

主治 近治作用——上肢痿痹、手臂肿痛
远治作用——胃肠病：腹痛、吐泻
热证：咽喉肿痛、发热
皮肤病：风疹、湿疹

刺灸法 直刺0.5~1寸

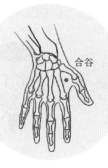

合谷

定位 在手背，第1、第2掌骨间，当第2掌骨桡侧的中点处

主治 近治作用——手指麻木、屈伸不利
远治作用——头面部疾患：口眼歪斜、齿痛、鼻衄
外感热证
特殊作用——痛证：头痛、腹痛、痛经

刺灸法 直刺0.5~1寸。孕妇禁针

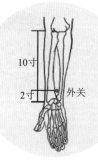

外关

定位 在前臂背侧，腕背横纹上2寸，尺骨与桡骨之间

主治 近治作用——上肢痿痹
远治作用——耳鸣耳聋、头痛、落枕、肩臂痛
特殊作用——感冒发热等外感表证
腰扭伤、踝关节扭伤

刺灸法 直刺0.5寸

思维导图

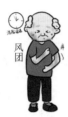

风团

荨麻疹的中医病名，皮肤突然出现大量风团、红疹，数小时后又迅速消退，经常反复发作，瘙痒难耐，严重者伴有腹痛、恶心、胸闷、呼吸困难等症状

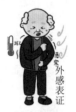

湿疹

特应性皮炎的中医病名，是一种慢性、炎症性、瘙痒性皮肤病，皮疹呈多形性，对称分布，明显瘙痒，慢性病程，严重影响患者的生活质量。患者常合并过敏性鼻炎、哮喘等过敏性疾病

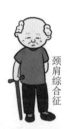

外感表证

以恶寒、发热、头身疼痛、鼻塞流涕、咽痒咳嗽、喷嚏、脉浮等为主要临床表现的疾病

颈肩综合征

肩手综合征

一侧或双侧肩痛伴有手部肿胀、疼痛、僵硬、出汗及皮肤颜色改变等症状的疾病，常为脑卒中偏瘫患者的并发症

中风后偏瘫

中风后出现的半身不遂，肢体肌肉疼痛、萎缩、麻木等症状

由于颈椎退行性病变或慢性劳损引起颈肩部血液循环障碍、肌肉组织痉挛水肿，造成颈项部及肩关节周围广泛性疼痛僵硬的临床综合征

主治疾病

- 风团
- 湿疹
- 肩手综合征
- 外感表证
- 中风后偏瘫
- 颈肩综合征

临证配伍

- 手三针、肩三针、颞三针、足三针 —— 中风后偏瘫
- 手三针、肩三针、颞三针 —— 肩手综合征
- 手三针、背三针、血海 —— 湿疹、风团等皮肤疾患
- 手三针、列缺 —— 外感表证
- 手三针、颈三针 —— 颈肩综合征

手三针

穴位组成

曲池 —— 祛风止痛

经脉循行选穴组方

上肢三穴疏通经络适应证广

合谷 —— 行气活血

外关 —— 解表清热

刺灸方法

曲池 —— 直刺0.5~1寸

合谷 —— 直刺0.5~1寸。孕妇禁针

外关 —— 直刺0.5寸

其他疗法

自血穴位注射

活血祛风、调节免疫

用于风团、湿疹等皮肤疾患

穴位按摩

用于肩手综合征、颈肩综合征

疏通经络、调理气血

手部功能锻炼方法

65%以上的脑卒中患者遗留不同程度的上肢运动功能碍，尤其是手部运动功能障碍，重度致残者约占10%以上。正常情况下，手部需要接受大量神经支配，完成很多精细活动和工作，但脑卒中后偏瘫侧手部功能的恢复效果常不理想，手部运动功能的恢复进程较下肢困难且缓慢，成为脑卒中康复的热点、难点和重点。脑卒中造成的手部运动功能障碍临床中常采用针灸配合功能锻炼加强疗效。

手部力量训练

1.力量训练
可选择握力器、橡皮条、弹力带等工具，通过抓握可明显改善手部力量，加强手部握持能力。

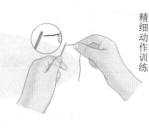

精细动作训练

2.精细动作训练
通过穿针线、系鞋带、系纽扣等锻炼，可锻炼手指的精细协调能力。

手部屈伸

3.关节活动度训练
如被动屈伸关节、手法松动等，可明显改善关节活动度。

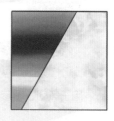

不同材质触摸

4.感觉训练
如摸棉花、摸砂纸、摸橡皮等，通过这些训练可改善手部感觉。

巩固提高

请圈出正确穴位

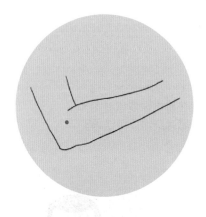

曲泽

曲池

尺泽

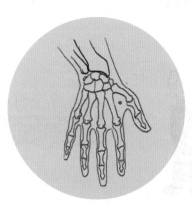

合谷

鱼际

太渊

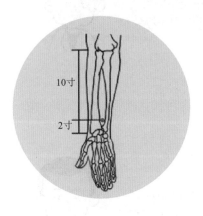

内关

养老

外关

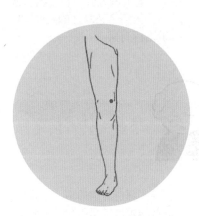

血海

足三里

阴陵泉

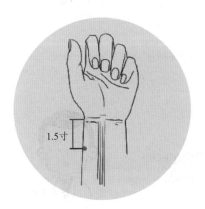

少商

列缺

神门

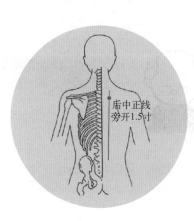

天宗

肩贞

风门

③ 足三针（足三里、三阴交、太冲）

课前导读

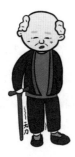

靳医生，我上个月中风刚出院，现在基本恢复得差不多了，但是走路久了右腿还是没有力气，想针灸治疗可以吗？

老人家您好，我先给您做个简单的神经系统体格检查，再结合您既往的影像学检查结果给您制订一个初步的治疗方案。

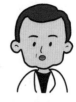

好的。

通过体格检查，结合影像学检查结果，您目前的主要问题是中风引起的下肢运动功能障碍，可以通过针灸促进肢体功能恢复。

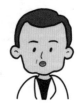

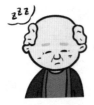

好的，我得了这个病之后，还出现睡眠方面的问题，能一起治疗吗？

可以，靳三针的"足三针"再配合其他穴组既可以治疗下肢运动功能障碍，又可以治疗睡眠障碍。

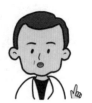

穴位详解

扫码获取
▶ 穴位视频
▶ 穴组速查
▶ 速记歌诀
▶ 参考答案

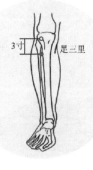

3寸　足三里

足三里

定位　在小腿前外侧，当犊鼻下3寸，距胫骨前缘一横指处

主治
近治作用——下肢疾患
远治作用——胃肠病：胃痛、呕吐、呃逆、腹痛、泄泻、便秘
特殊作用——强壮保健：体虚瘦弱、心悸、气短

刺灸法　直刺1~2寸。强壮保健常用灸法

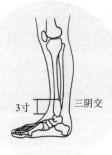

3寸　三阴交

三阴交

定位　在小腿内侧，当足内踝尖上3寸，胫骨内侧缘后方

主治
近治作用——下肢痿痹
远治作用——脾胃病：腹胀、腹泻
　　　　　　生殖泌尿系统疾病：遗精、阳痿、遗尿、
　　　　　　　　　　　　　　　　不孕、小便不利
　　　　　　妇科病：月经不调、阴挺、难产
特殊作用——阴虚诸症：失眠、眩晕、腰膝酸软

刺灸法　直刺1~1.5寸。孕妇禁针

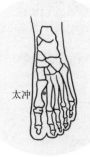

太冲

太冲

定位　在足背侧，当第1跖骨间隙的后方凹陷处

主治
近治作用——下肢痿痹，足跗肿痛
远治作用——头目病症：头痛、眩晕、目赤肿痛
　　　　　　肝胃病症：胁痛、呃逆、呕吐
　　　　　　妇科、前阴病：痛经、崩漏、遗尿
特殊作用——癫狂痫、失眠、郁证等神志疾患

刺灸法　直刺0.5~1寸，或朝涌泉方向透刺0.8~1寸

思维导图

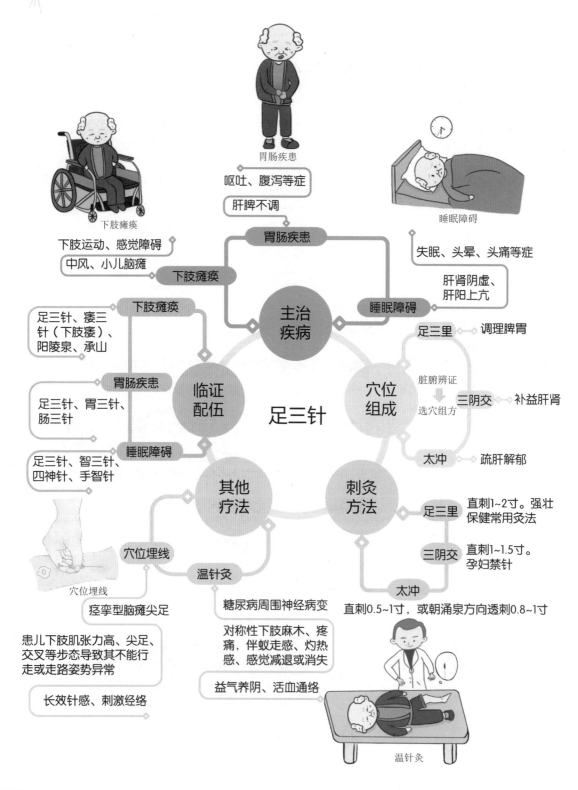

胃肠疾患

呕吐、腹泻等症

肝脾不调

下肢瘫痪

下肢运动、感觉障碍

中风、小儿脑瘫

睡眠障碍

失眠、头晕、头痛等症

肝肾阴虚、肝阳上亢

主治疾病

胃肠疾患

下肢瘫痪

睡眠障碍

足三针、痿三针（下肢痿）、阳陵泉、承山

下肢瘫痪

临证配伍

胃肠疾患

足三针、胃三针、肠三针

睡眠障碍

足三针、智三针、四神针、手智针

足三针

穴位组成

足三里 —— 调理脾胃

脏腑辨证
↓
选穴组方

三阴交 —— 补益肝肾

太冲 —— 疏肝解郁

刺灸方法

足三里 —— 直刺1~2寸。强壮保健常用灸法

三阴交 —— 直刺1~1.5寸。孕妇禁针

太冲 —— 直刺0.5~1寸，或朝涌泉方向透刺0.8~1寸

其他疗法

穴位埋线

痉挛型脑瘫尖足

患儿下肢肌张力高、尖足、交叉等步态导致其不能行走或走路姿势异常

长效针感、刺激经络

穴位埋线

温针灸

糖尿病周围神经病变

对称性下肢麻木、疼痛，伴蚁走感、灼热感、感觉减退或消失

益气养阴、活血通络

温针灸

知识拓展

足三针论治痉挛型脑瘫下肢功能障碍

【病因病机】脑瘫儿童常常会因为下肢伸肌和屈肌痉挛影响站立平衡的稳定性和步态的摆动周期而导致代偿性的异常步态。不仅影响患儿的站立及步行功能，且大大阻碍了患儿运动功能的发育，对患儿的身心健康及社会适应能力造成极大障碍。中医认为，小儿脑瘫的发病与先天肾精不足、髓海失养关系密切，痉挛型脑瘫在证型表现上则多见于肝强脾弱型，肝属木，主筋，脾属土，主肌肉四肢，脾虚则肝木亢，易导致肢体痉挛强直失用。

【处方释义】足三针三穴分处下肢的上、中、下三部，可疏通经络，用于治疗下肢的运动、感觉障碍。且三穴具有调理脾胃、补益肝肾、抑肝扶脾之功效，针对痉挛型脑瘫病因病机治疗取效。临床常配合智三针、脑三针、四神针、手三针，"靳三针"治疗小儿脑瘫的头部特定穴组恰好处在大脑皮质对应分区内，因此针刺能够提高该区的脑血流速度，增加大脑供氧量，从而改善大脑发育状况，促进脑组织的修复，同时还可调节中枢神经及周围神经以助肢体康复。

足三针论治睡眠障碍

【病因病机】《景岳全书·不寐》曰："不寐证虽病有不一，然惟知邪正二字，则尽之矣。盖寐本乎阴，神其主也，神安则寐，神不安则不寐，其所以不安者，一由邪气之扰，一由营气不足耳。"中医认为，阴虚火旺、邪扰心神为失眠的重要病机。

【处方释义】足三针由足三里、三阴交、太冲三穴组成，为靳老根据脏腑辨证组穴配方。足三针之足三里善于调理脾胃；三阴交补肝益肾之效强；太冲善于平肝潜阳、疏肝解郁。三穴配伍，具有调理脾胃、抑肝扶脾、补益肝肾之功，对于肝肾阴虚、肝阳上亢引起的失眠、头晕、头痛等症，肝脾不调引起的呕吐、腹泻等症，疗效较好。

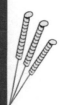

请圈出正确穴位

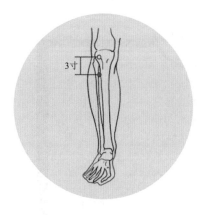

犊鼻

阳陵泉

足三里

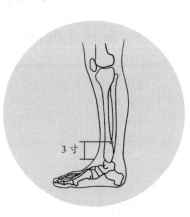

三阴交

蠡沟

交信

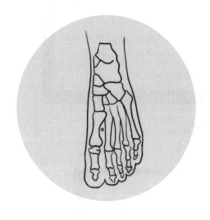

内庭

太冲

行间

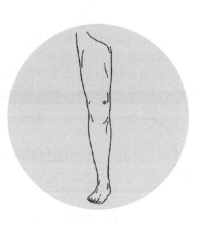

血海

伏兔

梁丘

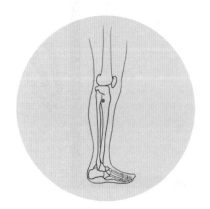

阳陵泉

承筋

委阳

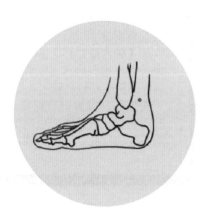

商丘

太溪

照海

④ 腰三针（肾俞、大肠俞、委中）

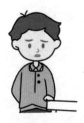
课前导读

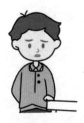
医生好，我最近腰痛，有时还伴有腿部麻木，做了检查说是腰椎间盘突出症。

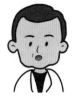
看了您的CT检查结果，再结合体格检查，右侧下肢抬高受限，会诱发腰部疼痛，属于腰椎间盘突出症。

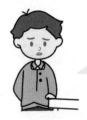
我贴了膏药，但是时好时坏，坐久了腰部尤其不舒服，有时咳嗽也会引起腰部疼痛。

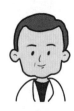
腰椎间盘突出症是针灸科的常见病，您这样三十多岁的人群不属于高发人群，但这个病近年来有年轻化趋势，多与不良生活方式，如腰部经常保持一个姿势不变、缺乏活动有关，可采用"腰三针"针灸治疗来缓解疼痛。结合功能锻炼，如飞燕式、拱桥式、直腿抬高，可起到更好的效果。

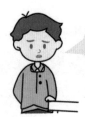
靳医生，麻烦您治疗后告诉我这些功能锻炼方法如何操作，我一定配合治疗并积极进行功能锻炼。

穴位详解

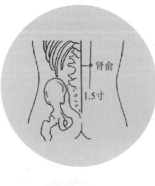

肾俞

定位 在腰部，第2腰椎棘突下，旁开1.5寸

主治
生殖疾患：遗精阳痿、月经不调、不孕不育
大小便疾患：遗尿、小便不利、五更泄泻
肾不纳气病症：咳喘少气
耳疾：耳鸣、耳聋
腰背痛：腰膝酸软

刺灸法 直刺0.8~1.2寸

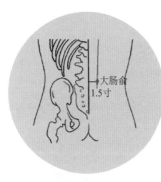

大肠俞

定位 在腰部，第4腰椎棘突下，旁开1.5寸

主治
近治作用——腰腿痛
远治作用——胃肠病：腹胀、腹泻、便秘

刺灸法 直刺0.8~1.2寸

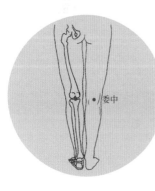

委中

定位 在腘横纹中点，当股二头肌腱与半腱肌肌腱的中间

主治
近治作用——下肢痿痹
远治作用——腰痛
特殊作用——腹痛、吐泻、小便不利、遗尿

刺灸法 直刺0.8~1.2寸

思维导图

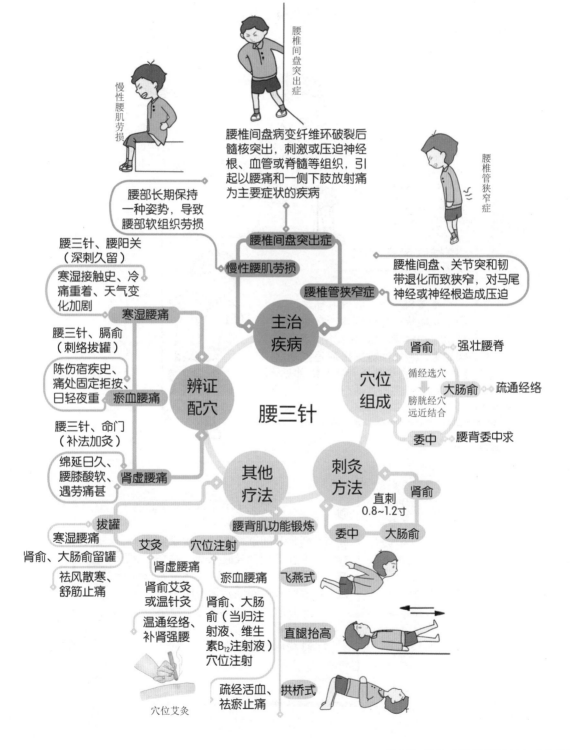

腰椎间盘突出症

腰椎间盘病变纤维环破裂后髓核突出，刺激或压迫神经根、血管或脊髓等组织，引起以腰痛和一侧下肢放射痛为主要症状的疾病

慢性腰肌劳损

腰部长期保持一种姿势，导致腰部软组织劳损

腰三针、腰阳关（深刺久留）

寒湿接触史、冷痛重着、天气变化加剧

寒湿腰痛

腰三针、膈俞（刺络拔罐）

陈伤宿疾史、痛处固定拒按、日轻夜重

瘀血腰痛

腰三针、命门（补法加灸）

绵延日久、腰膝酸软、遇劳痛甚

肾虚腰痛

辨证配穴

腰三针

主治疾病

腰椎间盘突出症

慢性腰肌劳损

腰椎管狭窄症

腰椎间盘、关节突和韧带退化而致狭窄，对马尾神经或神经根造成压迫

穴位组成

肾俞 —— 强壮腰脊

循经选穴

大肠俞 —— 疏通经络

膀胱经穴远近结合

委中 —— 腰背委中求

刺灸方法

直刺 0.8~1.2寸

肾俞

委中　大肠俞

其他疗法

拔罐

寒湿腰痛

肾俞、大肠俞留罐

祛风散寒、舒筋止痛

艾灸

肾虚腰痛

肾俞艾灸或温针灸

温通经络、补肾强腰

穴位注射

瘀血腰痛

肾俞、大肠俞（当归注射液、维生素B$_{12}$注射液）穴位注射

疏经活血、祛瘀止痛

腰背肌功能锻炼

飞燕式

直腿抬高

拱桥式

穴位艾灸

鉴别诊断

病因 腰部长期保持一种姿势，导致腰部软组织劳损。

慢性腰肌劳损

特点 腰背部长期隐痛，坐位起立时腰部僵硬，需手扶腰部站起。

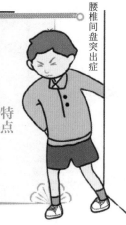

慢性腰肌劳损

病因 腰椎间盘病变纤维环破裂后髓核突出，刺激或压迫神经根、血管或脊髓等组织。

腰椎间盘突出症

腰椎间盘突出症

特点 腰痛和一侧下肢放射痛是该病的主要症状。脊柱侧弯，直腿抬高试验（+），咳嗽、排便用力时腰痛加重。腰椎间盘突出症是独立的病症，有时也与腰椎管狭窄症并见。

病因 腰椎间盘、关节突和韧带退化而致狭窄，对马尾神经或神经根造成压迫。

腰椎管狭窄症

特点 多发生于中年以上患者，起病缓慢，主要症状是腰痛、腿痛和间歇性跛行。腰痛主要在下腰部及腰骶部，站立及行走时重，坐位及侧位屈髋时轻。腿痛常累及两侧，步行时加重，或伴有下肢感觉异常，运动乏力，特称为神经源性间歇性跛行。

腰椎管狭窄症

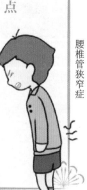

巩固提高

请圈出正确穴位

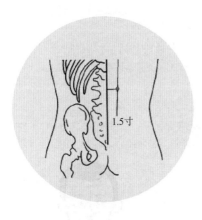

肾俞

关元俞

次髎

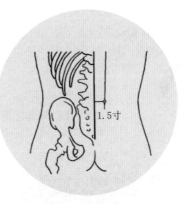

腰阳关

腰眼

大肠俞

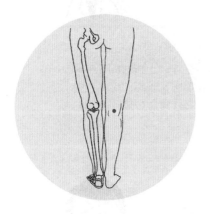

委中

委阳

阴谷

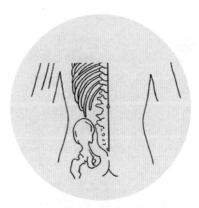

命门

腰阳关

次髎

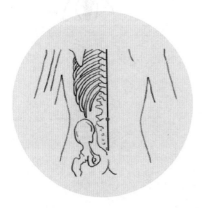

腰阳关

命门

三焦俞

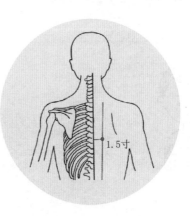

膈俞

心俞

脾俞

5 坐骨针（坐骨点、委中、昆仑）

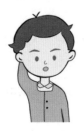

医生，我左边臀部和腿部疼痛、麻木。

请问这种疼痛持续多久了？什么情况下会加重？

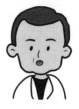

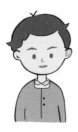

这种情况有三个多月了，我做财务工作，上班时间几乎都坐着，坐久了臀部、腿部疼痛麻木就会加重，咳嗽时疼痛也会加重，卧床休息会好一些，我买了膏药贴在臀部疼痛的地方，一开始有些效果，后来就不起作用了。

根据您描述的症状和体格检查结果，初步判断是由臀部梨状肌受压引起的坐骨神经痛，可以采用"坐骨针"治疗，治疗期间还需减少久坐等容易引起症状加重的诱因。

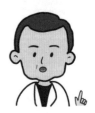

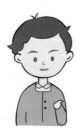

好的，明白了，谢谢医生！

穴位详解

扫码获取
- 穴位视频
- 穴组速查
- 速记歌诀
- 参考答案

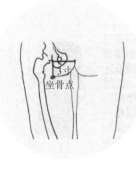

坐骨点

定位 俯卧位，臀沟尽头部，后正中线旁开3寸处

主治 坐骨神经痛

刺灸法 直刺2寸

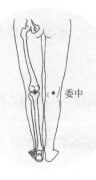

委中

定位 在腘横纹中点，当股二头肌腱与半腱肌肌腱的中间

主治
近治作用——下肢痿痹
远治作用——腰腿痛
特殊作用——小便不利、遗尿、腹痛、吐泻

刺灸法 直刺0.8~1.2寸，以产生向小腿部放散之针感为宜

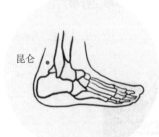

昆仑

定位 在足部外踝后方，当外踝尖与跟腱之间的凹陷处

主治
近治作用——足踝肿痛
远治作用——腰骶疼痛、头痛项强、癫痫
特殊作用——滞产

刺灸法 直刺0.5~0.8寸。孕妇禁针，经期慎用

思维导图

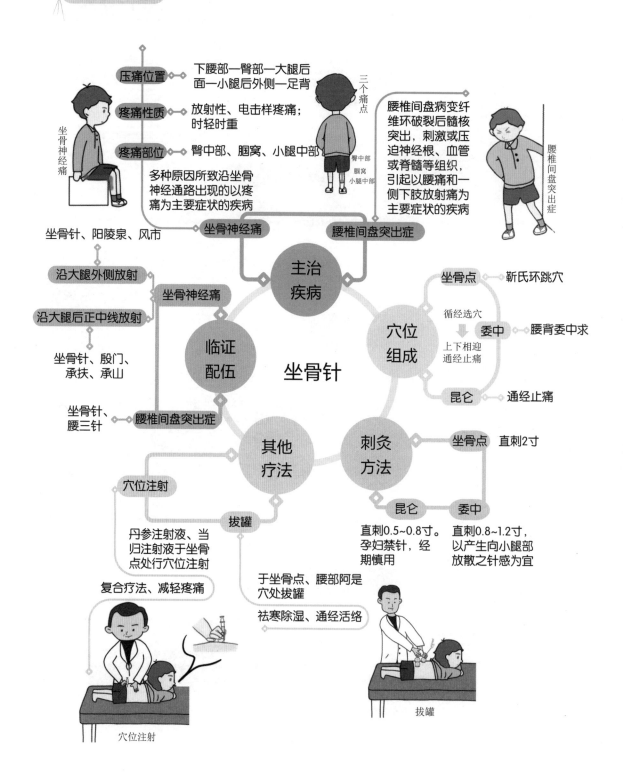

坐骨神经痛

压痛位置 — 下腰部—臀部—大腿后面—小腿后外侧—足背

疼痛性质 — 放射性、电击样疼痛；时轻时重

疼痛部位 — 臀中部、腘窝、小腿中部

多种原因所致沿坐骨神经通路出现的以疼痛为主要症状的疾病

三个痛点

臀中部
腘窝
小腿中部

腰椎间盘病变纤维环破裂后髓核突出，刺激或压迫神经根、血管或脊髓等组织，引起以腰痛和一侧下肢放射痛为主要症状的疾病

腰椎间盘突出症

坐骨针

主治疾病
- 坐骨神经痛
- 腰椎间盘突出症

穴位组成
- 坐骨点 — 靳氏环跳穴
- 循经选穴 ↓ 上下相迎 通经止痛
  - 委中 — 腰背委中求
  - 昆仑 — 通经止痛

临证配伍
- 坐骨神经痛
  - 坐骨针、阳陵泉、风市 — 沿大腿外侧放射
  - 坐骨针、殷门、承扶、承山 — 沿大腿后正中线放射
- 坐骨针、腰三针 — 腰椎间盘突出症

刺灸方法
- 坐骨点 — 直刺2寸
- 昆仑 — 委中
  - 直刺0.5~0.8寸。孕妇禁针，经期慎用
  - 直刺0.8~1.2寸，以产生向小腿部放散之针感为宜

其他疗法
- 穴位注射 — 丹参注射液、当归注射液于坐骨点处行穴位注射 — 复合疗法、减轻疼痛
- 拔罐 — 于坐骨点、腰部阿是穴处拔罐 — 祛寒除湿、通经活络

穴位注射

拔罐

知识拓展

坐骨神经痛鉴别

1.根性坐骨神经痛

（1）病因　以腰椎间盘脱出症最为多见，椎间盘纤维环破裂后髓核突出压迫神经根、血管导致，其他如椎管内肿瘤、腰椎管狭窄症等。

（2）疼痛部位　腰骶部，并向患侧下肢放散，常为单侧。

（3）压痛位置　在腰椎4～5、腰椎5至骶椎1棘突间有局限性深压痛。

（4）诱发因素　活动、久站、久坐或咳嗽、喷嚏、排便等腹压增加时加重，卧床休息时缓解。

（5）查体、辅助检查　患侧直腿抬高试验阳性，屈颈试验阳性。腰椎X线片可见腰椎侧凸，腰椎生理前凸消失，病变的椎间隙可能变窄，相邻椎体边缘有骨赘增生。CT扫描多可确诊，见病变腰椎体后缘有高密度的椭圆形阴影。

2.干性坐骨神经痛

（1）病因　梨状肌综合征、骶髂关节炎、盆腔内肿瘤、妊娠子宫压迫、臀部外伤、臀肌注射位置不当等压迫坐骨神经引起疼痛。

（2）疼痛部位　腰痛不明显，臀部及下肢疼痛。

（3）压痛位置　腰部无压痛；臀部环跳、腘窝委中、腓骨小头下阳陵泉、外踝丘墟处有压痛。

（4）诱发因素　走路或活动后加重。

（5）查体　可见臀肌萎缩，坐骨大切迹区压痛并可触到条索状物。

靳氏环跳穴——坐骨点

坐骨点在臀沟尽头水平、离后正中线旁开约3寸处，它不同于环跳。坐骨点应俯卧位取穴，靳老发现人处于俯卧位时，坐骨点下刚好就是坐骨神经，而环跳必须取侧卧位并且要伸小腿，屈大腿才能取到，特殊的体位导致临床取穴不便且易造成取穴不准，故靳老提出靳氏环跳穴——坐骨点。针刺坐骨点可通过刺激坐骨神经而直接起到治疗坐骨神经痛的作用，且此穴位于足太阳膀胱经循行路线上，故可疏通经络而活血止痛。

请圈出正确穴位

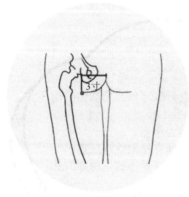

环跳

坐骨点

腰俞

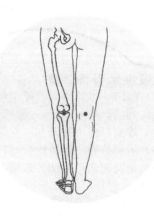

委阳

承山

委中

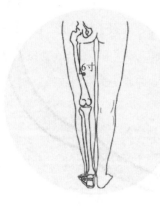

殷门

承扶

长强

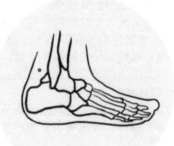

昆仑

足临泣

丘墟

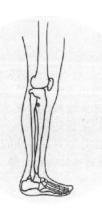

丰隆

犊鼻

阳陵泉

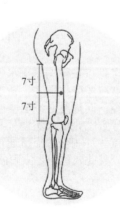

伏兔

风市

巨髎

⑥ 股三针（箕门、伏兔、风市）

课前导读

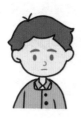

靳医生，我女儿现在1岁，被诊断为小儿脑瘫，目前交叉腿情况比较明显，站和走都受影响。

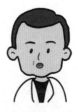

小儿脑瘫会导致运动功能障碍，交叉腿是大腿内收肌肌张力过高引起的姿势异常。使用"股三针"进行治疗，同时配合推拿治疗，可以降低痉挛肌肉的肌张力、改善运动功能。但需长期坚持治疗。

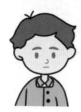

好的，她现在也在进行高压氧和药物治疗，会有影响吗？

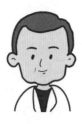

我看了孩子病历中正在使用的药物，与针刺治疗不会互相影响。

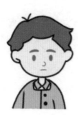

好的，谢谢医生，我们坚持治疗一段时间观察下情况。

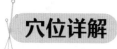
穴位详解

扫码获取
▶ 穴位视频
▶ 穴组速查
▶ 速记歌诀
▶ 参考答案

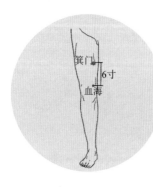

箕门

定位 在大腿内侧，当血海与冲门连线上，血海上6寸

主治 近治作用——腹股沟肿痛、下肢痿痹
远治作用——小便不通、遗尿

刺灸法 避开动脉，直刺0.5~1寸

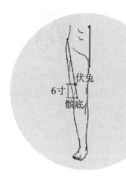

伏兔

定位 在大腿前面，当髂前上棘与髌底外侧端的连线上，髌底上6寸

主治 近治作用——下肢痿痹、腰膝冷痛
远治作用——疝气

刺灸法 直刺1~2寸

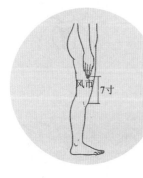

风市

定位 在大腿外侧正中，腘横纹上7寸

主治 近治作用——下肢痿痹、脚气等下肢疾患
特殊作用——遍身瘙痒

刺灸法 直刺1~1.5寸

思维导图

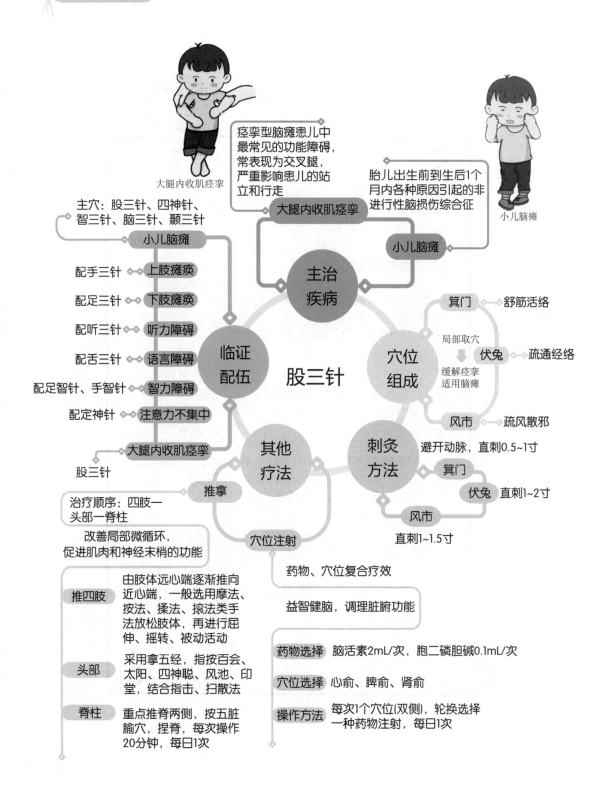

主穴：股三针、四神针、智三针、脑三针、颞三针

小儿脑瘫

- 配手三针 —— 上肢瘫痪
- 配足三针 —— 下肢瘫痪
- 配听三针 —— 听力障碍
- 配舌三针 —— 语言障碍
- 配足智针、手智针 —— 智力障碍
- 配定神针 —— 注意力不集中

大腿内收肌痉挛

股三针

临证配伍

大腿内收肌痉挛

痉挛型脑瘫患儿中最常见的功能障碍，常表现为交叉腿，严重影响患儿的站立和行走

大腿内收肌痉挛

小儿脑瘫

胎儿出生前到生后1个月内各种原因引起的非进行性脑损伤综合征

小儿脑瘫

主治疾病

穴位组成

- 箕门 —— 舒筋活络
- 局部取穴 ⇒ 伏兔 —— 疏通经络
  缓解痉挛适用脑瘫
- 风市 —— 疏风散邪

刺灸方法

- 箕门 —— 避开动脉，直刺0.5~1寸
- 伏兔 —— 直刺1~2寸
- 风市 —— 直刺1~1.5寸

其他疗法

- 推拿
  - 治疗顺序：四肢—头部—脊柱
  - 改善局部微循环，促进肌肉和神经末梢的功能
  - 推四肢：由肢体远心端逐渐推向近心端，一般选用摩法、按法、揉法、滚法类手法放松肢体，再进行屈伸、摇转、被动活动
  - 头部：采用拿五经，指按百会、太阳、四神聪、风池、印堂，结合指击、扫散法
  - 脊柱：重点推脊两侧，按五脏腧穴，捏脊，每次操作20分钟，每日1次

- 穴位注射
  - 药物、穴位复合疗效
  - 益智健脑，调理脏腑功能
  - 药物选择：脑活素2mL/次，胞二磷胆碱0.1mL/次
  - 穴位选择：心俞、脾俞、肾俞
  - 操作方法：每次1个穴位(双侧)，轮换选择一种药物注射，每日1次

知识拓展

靳三针论治脑瘫

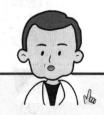

1.病因病机

脑瘫属中医学的"五迟""五硬"范畴，其病因病机主要为先天禀赋不足、后天失养、阴阳失调而致筋肉挛缩拘急。

2.治疗原则

《难经·二十九难》云："阴跷为病，阳缓而阴急，阳跷为病，阴缓而阳急。"痉挛型脑瘫患儿双下肢大腿内收肌紧张痉挛，即阴跷为病，属阳缓而阴急、阳虚阴盛之证。故局部治疗当以泻阴补阳为主。

3.处方释义

三穴分别位于大腿的内侧、前方、外侧，其中箕门位于大腿内侧，从局部解剖看为内收肌的附着点，用平补平泻法旨在疏通局部经络气血，缓解痉挛。伏兔、风市位于大腿前方、外侧，从局部解剖看为大腿内收肌的拮抗肌，刺之可起到拮抗大腿内收肌的作用，用补法针刺能补阳益气、通经活络，同样可缓解痉挛，三穴合用，增强疗效。本方阴阳经穴均取，既能从阴引阳，又能从阳引阴，使阴阳互济，阴平而阳秘。

4.注意事项

从本方组穴及操作上可以看出，针刺双下肢时，在痉挛肌上的穴位刺激宜轻或配合灸法，而在拮抗肌上的穴位刺激宜重。因此，在临床中针刺治疗痉挛型脑瘫时当辨明患儿阴阳虚实、邪正强弱，辨明主动肌与拮抗肌、阴跷与阳跷的关系。合理选穴及规范针刺手法是针刺治疗取效的关键。

股直肌 —— 长收肌
—— 箕门
伏兔 ——
—— 缝匠肌

大腿前侧肌群

请圈出正确穴位

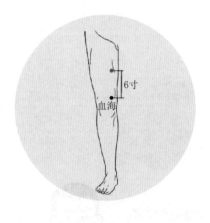

血海

足五里

箕门

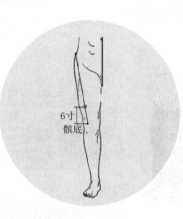

伏兔

梁丘

阳陵泉

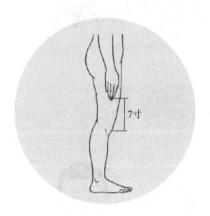

风市

殷门

委阳

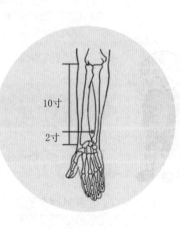

外关

支沟

会宗

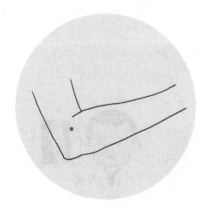

手三里

曲池

尺泽

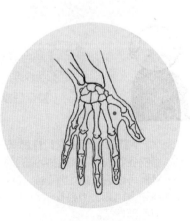

列缺

阳溪

合谷

7 膝三针（膝眼、血海、梁丘）

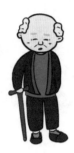 课前导读

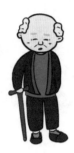

靳医生，我膝关节常年疼痛，走半小时左右就要休息，尤其上下楼梯特别严重，天气变化前两天就开始痛了，比天气预报还准确，是不是风湿病呀？

您发病到现在有多长时间？除了膝关节疼痛外，其他关节比如手指关节疼痛过吗？请将裤腿拉高些，双侧膝关节露出来，我看一下情况。

（三爷爷将裤腿拉高露出双侧膝关节）

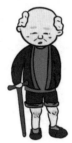

那倒没有，就是两边膝关节都痛，右边尤其重。

（靳医生触诊双侧膝关节）

从目前的情况来看，右侧膝关节稍有肿胀，结合您的病史和症状，退行性膝关节炎可能性大，您可以拍个片子看下情况。

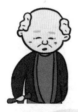

好的，医生，您给我开单，我去检查。

（检查后拿结果给医生看）

X线片显示是退行性膝关节病变。中医认为，您的症状属于寒湿型痹证的范畴，有一组穴位"膝三针"可以治疗这个疾病。建议您适当减少膝关节屈伸运动，比如上下楼梯、跳舞、爬山等，还要注意膝关节局部保暖。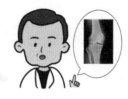

穴位详解

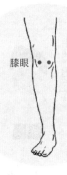

膝眼

膝眼

定位 屈膝，在髌韧带两侧凹陷处，分内、外膝眼，共两穴

主治 膝痛

刺灸法 屈膝，每次取两穴，向内侧刺1~1.5寸，勿刺入关节腔

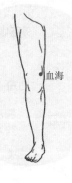

血海

血海

定位 屈膝，在大腿内侧，髌底内侧端上2寸，当股四头肌内侧头的隆起处

主治 近治作用——下肢痿痹
远治作用——月经病：月经不调、痛经、闭经、崩漏
特殊作用——血热性皮肤病：湿疹、风疹、神经性皮炎

刺灸法 直刺1~1.2寸

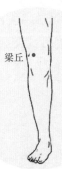

梁丘

梁丘

定位 屈膝，在大腿前面，当髂前上棘与髌底外侧端连线上，髌底上2寸

主治 近治作用——膝髌肿痛、下肢不遂
远治作用——乳痈、乳痛等乳疾
特殊作用——急性胃病

刺灸法 直刺1~1.2寸

思维导图

关节软骨出现原发性或继发性退行性改变，并伴有软骨下骨质增生，从而使关节逐渐被破坏及产生畸形，影响膝关节功能的一种退行性疾病，多见于中老年人

风湿性关节炎多为游走性疼痛，不遗留关节畸形；类风湿关节炎多出现对称性关节疼痛、红肿、僵硬甚至畸形，结合实验室检查可确诊

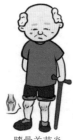

膝骨关节炎

风湿性关节炎、类风湿关节炎等引起的膝痛

膝骨关节炎

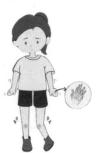

类风湿关节炎

主穴：膝三针

膝痛（膝痹证）

主治疾病

内膝眼

膝部下方相对穴，通经止痛

外膝眼

局部取穴

穴位组成

膝部四周行气活血

血海

配膈俞、血海 ← 行痹

配肾俞、腰阳关 ← 痛痹

配足三里、阴陵泉 ← 着痹

配大椎、曲池 ← 热痹

辨证配穴

膝三针

梁丘

膝部上方相对穴，活血通经

其他疗法

刺灸方法

膝眼

屈膝，每次取两穴，向内侧刺1~1.5寸，勿刺入关节腔

血海

梁丘

直刺1~1.2寸

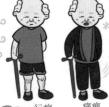

行痹　痛痹

蜂针　温针灸　火针

直刺1~1.2寸

常用于类风湿关节炎引起的膝痛、关节畸形

常用于痹证中寒邪引起的痛痹

风寒湿热之邪引起的痹证均可获效

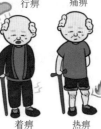

着痹　热痹

镇痛消炎

温阳散寒

借助火力，温通经络大开其孔，祛邪外出行气开郁，以热引热

膝关节疼痛

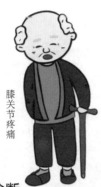

膝关节疼痛

1.简介

膝关节疼痛归属于中医痹证的范畴，是以风、寒、湿、热等外邪侵袭人体，以关节、肌肉发生疼痛、麻木、屈伸不利，甚或关节肿大畸形为主症的一类疾病，包括骨性关节炎、风湿性关节炎、类风湿关节炎。《素问•痹论》中有"风寒湿三气杂至，合而为痹也。其风气胜者为行痹，寒气胜者为痛痹，湿气胜者为著痹也"的说法，热痹是指热邪侵袭人体或者风寒湿邪侵袭人体后入里化热引起的疾病。

2.鉴别诊断

疾病名称	风湿性关节炎	类风湿关节炎	骨性关节炎
好发人群	青少年	青年女性	中老年人
病变部位	大关节	小关节	负重关节
特点	游走性，不遗留关节畸形	对称性，关节畸形，皮下结节	关节功能障碍，肿痛较轻
辅助检查	抗O（++）	X线，RF（+）	X线

3.辨证论治

风邪——疼痛游走、痛无定处——行痹——膈俞（刺络拔罐）、血海

寒邪——疼痛较剧、遇寒痛增——痛痹——肾俞、腰阳关（温针灸或艾条温和灸）

湿邪——酸痛重着、阴雨加重——着痹——足三里、阴陵泉

热邪——灼热红肿、痛不可触——热痹——大椎、曲池

蜂针治疗

1.试针

取蜜蜂（多采用中华蜜蜂或意大利蜂）1只，夹住蜂的腰段，螫刺在患者的1个已常规消毒的穴位上；或取出1只蜂的蜂刺，点刺、散刺穴位；或留针5分钟后，将蜂螫刺拔出。蜂针试针后观察15～30分钟，若局部红肿直径小，而又无不适的局部或全身反应者，为阴性反应，可接受常规的蜂针治疗。

若试针后局部红肿直径大，或有全身反应者，为阳性反应，则接受蜂针治疗时易出现过敏反应，应用脱敏方法进行治疗，对于全身反应严重者，可不予以治疗。

试针部位多用肾俞、志室、外关、曲池、手三里、大椎、足三里、血海等穴，或前臂外侧皮肤，或痛点。志室、肾俞局部肌肉多，肿胀隐见，消散快，是试针的最佳部位。

2.操作方法

穴位消毒后，用镊子轻捏蜜蜂的头部或腰部，将其尾部对准穴位，使其尾针螫入穴位，留针15分钟。首次治疗一般用蜂1只，逐渐增量至患者适应。最少用蜂1只点刺，最多用蜂量为一次15只，一般用蜂2~10只/次，每周3次，1个月为1个疗程，治疗1个疗程。

3.疗效机制

在蜂针治疗中蜂毒起了很大的作用，它可起到镇痛消炎、活血化瘀、祛风散寒的作用，同时可减少激素撤退综合征的产生、增强体质。而其中以镇痛、消肿的作用在治疗痹证过程中尤为重要。

火针治疗

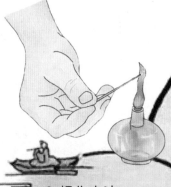

1. 作用原理

（1）借助火力，温通经络　火针借火热之力，亦起到艾灸之功，共同达到温通经络的作用。

（2）大开其孔，祛邪外出　高武《针灸聚英》云"盖火针大开其孔穴，不塞其门，风邪从此而出"，即火针借助火力，灼烙腧穴，出针后其针孔不会很快闭合，开泄腠理，加之火针针具较粗，加大针孔，使风寒湿等无形之邪，均可从针孔直接排出体外。火针具有针与灸的双重作用，火针通过其独特的开门祛邪之法，可达到事半功倍之效。

（3）行气开郁，以热引热　"热病得火而解者，犹暑极反凉，犹火郁发之之义也"，故火针不仅对风寒湿引起的痹证有效，同时对热痹也卓有成效。热痹之证，由于局部血气壅滞，火郁而毒生，往往出现红肿热痛等多种表现。使用火针，温通经络、行气活血，借火力强开其门，引动火热毒邪直接外泄，从而使热清毒解。

2. 操作方法

选择所刺穴位，用 75% 的医用酒精棉球充分消毒，同时给患者解释火针的感应，消除患者的恐惧心理。针刺前，置火针于酒精灯火焰的外上 1/3 处，加热至通红，然后施针于患者。一般采取快针法，此法根据病症不同，可分别采取点刺法、密刺法、循经刺法等。如类风湿关节炎多采取点刺法；颈椎病、腰椎间盘突出症、急性腰扭伤多采取循经刺法；膝关节骨性关节炎多采取密刺法。火针治疗一般隔 1 周一次，10 次为 1 个疗程，特殊病情视具体情况而定。

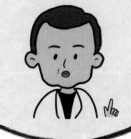

请圈出正确穴位

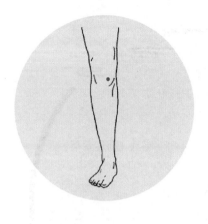

足三里

内膝眼

地机

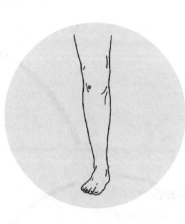

外膝眼

阳陵泉

膝阳关

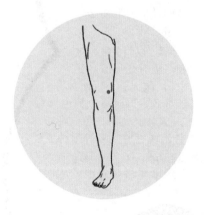

血海

伏兔

箕门

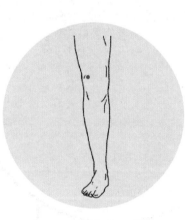

风市

阴市

梁丘

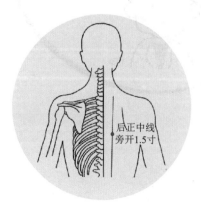

膏肓

心俞

膈俞

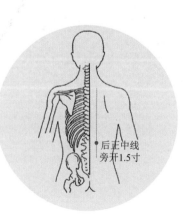

肾俞

胃俞

命门

8 踝三针（解溪、太溪、昆仑）

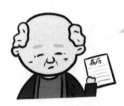

课前导读

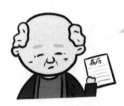

医生，我因为中风住院1个多月，现在出院半个月了，左脚走路还是不太好，走半小时左右就需要休息，这是我住院期间的病历，给您看看。

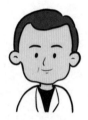

老人家，从您目前的情况，并结合住院期间的检查和诊断治疗来看，左侧踝关节功能障碍是中风偏瘫的后遗症，主要表现为足内翻和足下垂、脚趾跖屈，走路时出现典型的划圈步态，影响站立、行走、下蹲和跑跳。

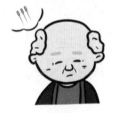

是这样的，我想针灸治疗，能改善这种情况吗？

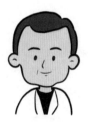

可以使用"踝三针"为主治疗，配合功能锻炼，如踝关节背屈与跖屈控制能力训练、足部内翻与外翻控制能力训练等，效果更好。

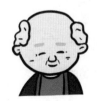

好的，谢谢医生！

穴位详解

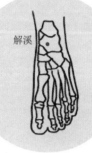

解溪

定位 在足背与小腿交界处的横纹中央凹陷中,当踇长伸肌腱与趾长伸肌腱之间

主治 近治作用——下肢、踝关节疾患
远治作用——头目疾患:头痛、眩晕、癫狂
胃肠病症:腹胀、便秘

刺灸法 直刺0.8~1寸

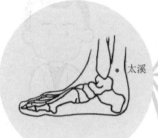

太溪

定位 在足内侧,内踝后方,当内踝尖与跟腱之间的凹陷处

主治 近治作用——足跟痛、足踝肿痛
远治作用——妇科病:月经不调
前后阴病:小便频数、便秘
肺系疾患:咳嗽、气喘、咯血、胸痛
特殊作用——肾阴虚证:头痛、眩晕、失眠、健忘、
咽喉肿痛、齿痛、耳鸣耳聋
肾阳虚证:下肢厥冷、遗精、阳痿

刺灸法 直刺0.5~0.8寸

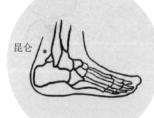

昆仑

定位 在足部外踝后方,当外踝尖与跟腱之间的凹陷处

主治 近治作用——足踝肿痛
远治作用——头痛项强、腰骶疼痛、
癫痫
特殊作用——滞产

刺灸法 直刺0.5~0.8寸。孕妇禁针,经期慎用

扫码获取
▶ 穴位视频
▶ 穴组速查
▶ 速记歌诀
▶ 参考答案

思维导图

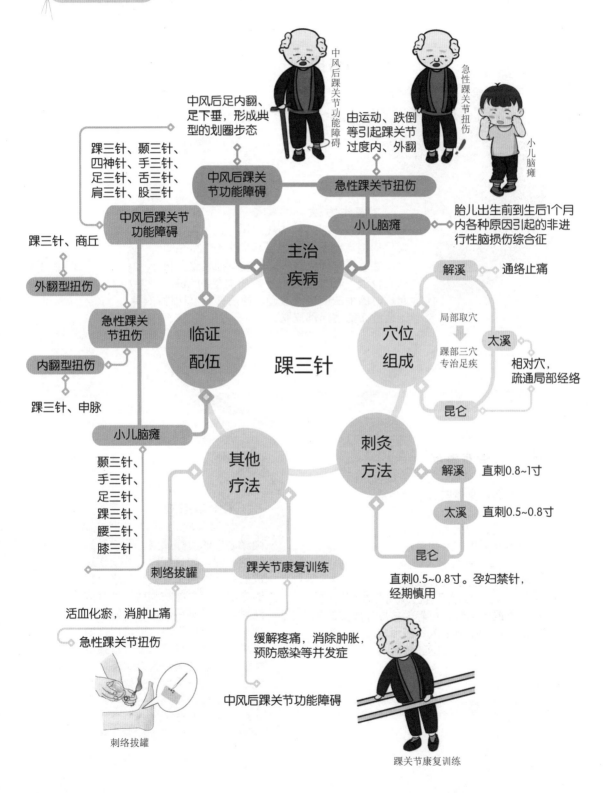

中风后足内翻、足下垂，形成典型的划圈步态

踝三针、颞三针、四神针、手三针、足三针、舌三针、肩三针、股三针

中风后踝关节功能障碍

踝三针、商丘

外翻型扭伤

急性踝关节扭伤

内翻型扭伤

踝三针、申脉

小儿脑瘫

颞三针、手三针、足三针、踝三针、腰三针、膝三针

临证配伍

中风后踝关节功能障碍

急性踝关节扭伤

小儿脑瘫

由运动、跌倒等引起踝关节过度内、外翻

中风后踝关节功能障碍

急性踝关节扭伤

胎儿出生前到生后1个月内各种原因引起的非进行性脑损伤综合征

主治疾病

踝三针

穴位组成

解溪 —— 通络止痛

局部取穴
↓
踝部三穴专治足疾

太溪

相对穴，疏通局部经络

昆仑

刺灸方法

解溪 —— 直刺0.8~1寸

太溪 —— 直刺0.5~0.8寸

昆仑

直刺0.5~0.8寸。孕妇禁针，经期慎用

其他疗法

刺络拔罐

踝关节康复训练

活血化瘀，消肿止痛

急性踝关节扭伤

刺络拔罐

缓解疼痛，消除肿胀，预防感染等并发症

中风后踝关节功能障碍

踝关节康复训练

中风后踝关节功能障碍

急性踝关节扭伤

小儿脑瘫

刺络拔罐

1.使用器具

一次性注射针头或三棱针、玻璃罐或抽气罐。

2.操作方法

施术者一手持针头或三棱针迅速在所选穴位周围点刺2～3次，一般刺入1～2mm即可，然后采用闪火法拔罐，或将抽气罐吸拔在穴位处，10分钟后取下，出血量约5mL，起罐时的手法应轻柔缓慢，最后使用一次性无菌纱布清洁局部皮肤。

3.注意事项

（1）贫血、过饱、过饥、低血压、低血糖、身体虚弱、精神紧张、严重的静脉曲张、出血性疾病、皮肤过敏或溃烂、动脉大血管附近、怀孕等情形不宜采用刺络拔罐治疗。

（2）取罐时不可强硬将玻璃罐往单方向上提或旋转拔出。

（3）拔罐后若出现局部瘀血过于严重或疼痛时，可轻柔按摩原本拔罐部位，使瘀血消散。瘀血未完全消退时，不可在原处继续拔罐。

4.作用原理

根据《黄帝内经》中"宛陈则除之"的治疗原则，即络脉瘀阻的病症，如急性踝关节扭伤造成的局部肿痛，宜采用刺络拔罐的方法治疗。此法利用三棱针或注射针头点刺后，辅以气罐或火罐造成的负压作用，可将局部的"离经之血"吸拔出来，直接减缓或消除患处的高张力状态，可起到"四两拨千斤"的效应，快速消肿止痛。

请圈出正确穴位

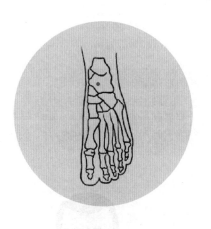

太冲

隐白

解溪

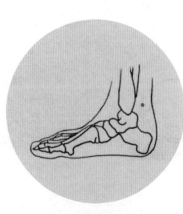

太溪

照海

三阴交

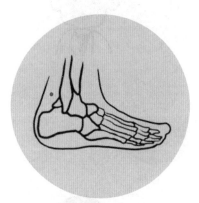

丘墟

昆仑

足临泣

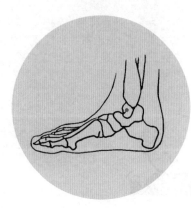

商丘

照海

公孙

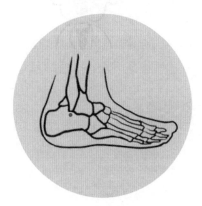

昆仑

丘墟

申脉

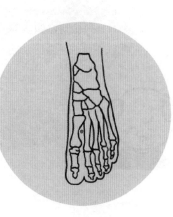

行间

侠溪

太冲

⑨ 痿三针 （上肢痿：合谷、曲池、尺泽）
（下肢痿：足三里、三阴交、太溪）

课前导读

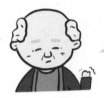

医生，我刚出院，两个月前感冒发热后出现四肢无力，在神经内科住院被诊断为吉兰-巴雷综合征，用了激素等药物治疗后，手基本上好了，但是现在走路还是不太好，觉得脚没有力气，而且手和脚感觉麻木，特别不舒服。

我看了您住院期间的病历和检查结果，也给您做了神经系统的体格检查，目前主要的问题是双下肢肌力下降，手套、袜套样感觉缺失，这些问题可以通过针灸辅助治疗。吉兰-巴雷综合征在中医上属于痿证的范畴，"痿三针"就是一组治疗这类疾病的主要穴组。

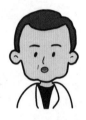

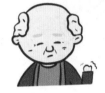

好的，我现在出院了，就配合针灸治疗吧，希望手脚都能快些好起来。

治疗手脚的感觉障碍，针灸中还有一个方法叫皮肤针，治疗效果比较好。

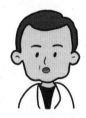

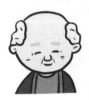

好的，那就一起治疗吧，谢谢医生！

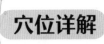
穴位详解

上肢痿

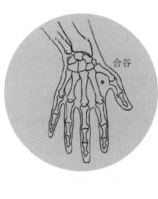

合谷

定位　在手背，第1、第2掌骨间，当第2掌骨桡侧的中点处

主治　近治作用——手指麻木、屈伸不利
　　　　远治作用——头面部疾患：口眼歪斜、齿痛、鼻衄
　　　　　　　　　　外感热证
　　　　特殊作用——痛证：头痛、腹痛、痛经

刺灸法　直刺0.5~1寸。孕妇禁针

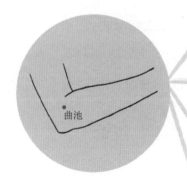

曲池

定位　在肘横纹外侧端，屈肘，成直角，当肘横纹外侧端与肱骨外上髁连线的中点

主治　近治作用——上肢痿痹、手臂肿痛
　　　　远治作用——胃肠病：腹痛、吐泻
　　　　　　　　　　热证：咽喉肿痛、发热
　　　　　　　　　　皮肤病：风疹、湿疹

刺灸法　直刺0.5~1寸

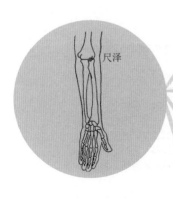

尺泽

定位　在肘横纹中，肱二头肌腱桡侧凹陷处

主治　近治作用——肘臂挛痛、上肢瘫痪
　　　　远治作用——感冒、咳嗽、气喘
　　　　特殊作用——急性吐泻

刺灸法　直刺1~1.5寸

下肢痿

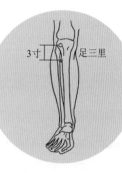

足三里

定位 在小腿前外侧，当犊鼻下3寸，距胫骨前缘一横指处

主治
近治作用——下肢疾患
远治作用——胃肠病：胃痛、呕吐、呃逆、腹痛、泄泻、便秘
特殊作用——强壮保健：体虚瘦弱、心悸、气短

刺灸法 直刺1~2寸。强壮保健常用灸法

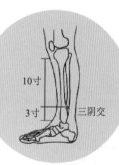

三阴交

定位 在小腿内侧，当足内踝尖上3寸，胫骨内侧缘后方

主治
近治作用——下肢痿痹
远治作用——胃肠病：腹胀、腹泻
生殖泌尿系统疾病：遗精、阳痿、遗尿、
不孕、小便不利
妇科病：月经不调、阴挺、难产
特殊作用——阴虚诸症：失眠、眩晕、腰膝酸软

刺灸法 直刺1~1.5寸。孕妇禁针

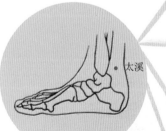

太溪

定位 在足内侧，内踝后方，当内踝尖与跟腱之间的凹陷处

主治
近治作用——足跟痛、足踝肿痛
远治作用——妇科病：月经不调
前后阴病：小便频数、便秘
肺系疾患：咳嗽、气喘、咯血、胸痛
特殊作用——肾阴虚证：头痛、眩晕、失眠、健忘、
咽喉肿痛、齿痛、耳鸣耳聋
肾阳虚证：下肢厥冷、遗精、阳痿

刺灸法 直刺0.5~0.8寸

思维导图

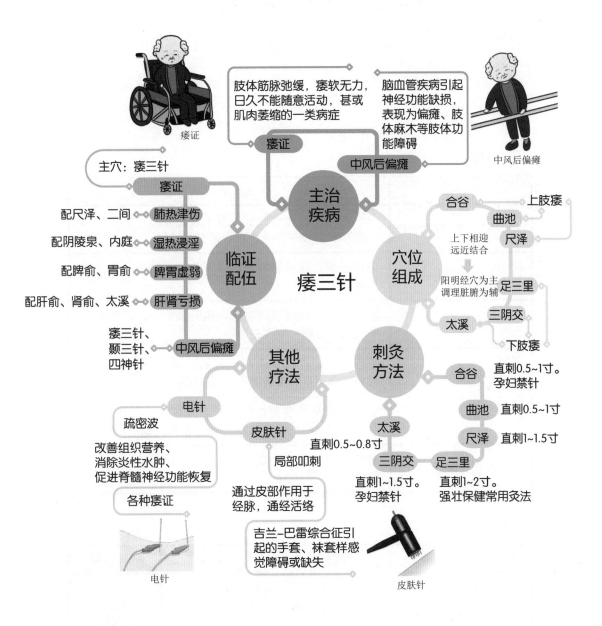

痿证

肢体筋脉弛缓，痿软无力，日久不能随意活动，甚或肌肉萎缩的一类病症

脑血管疾病引起神经功能缺损，表现为偏瘫、肢体麻木等肢体功能障碍

中风后偏瘫

主穴：痿三针

痿证

配尺泽、二间 → 肺热津伤

配阴陵泉、内庭 → 湿热浸淫

配脾俞、胃俞 → 脾胃虚弱

配肝俞、肾俞、太溪 → 肝肾亏损

痿三针、颞三针、四神针

临证配伍

痿三针

主治疾病

痿证

中风后偏瘫

穴位组成

合谷

曲池

上肢痿

上下相迎远近结合

尺泽

阳明经穴为主调理脏腑为辅

足三里

三阴交

太溪

下肢痿

其他疗法

电针

疏密波

改善组织营养、消除炎性水肿、促进脊髓神经功能恢复

各种痿证

皮肤针

局部叩刺

通过皮部作用于经脉，通经活络

吉兰-巴雷综合征引起的手套、袜套样感觉障碍或缺失

电针

刺灸方法

合谷 | 直刺0.5~1寸。孕妇禁针

曲池 | 直刺0.5~1寸

尺泽 | 直刺1~1.5寸

太溪

三阴交 | 足三里

直刺0.5~0.8寸

直刺1~1.5寸。孕妇禁针

直刺1~2寸。强壮保健常用灸法

皮肤针

中风后偏瘫

辨病与辨证相结合论治痿证

痿证相关西医病症较多，其严重程度及预后差异大，应明确西医诊断，辨病与辨证相结合。

针灸疗法对某些疾病（如吉兰-巴雷综合征）疗效较好；对某些疾病（如重症肌无力、运动神经元病、脊髓炎、多发性硬化等）可作为辅助疗法使用。

1.辨病

疾病	临床表现
吉兰 - 巴雷综合征	急性起病，对称性弛缓性双下肢瘫痪，伴感觉障碍（末梢型），脑神经（面神经最多）受累
急性脊髓炎	急性起病，病损脊髓平面以下的肢体瘫痪，伴浅深感觉缺失、二便潴留
运动神经元病	起病缓慢，四肢肌肉萎缩，伴肌束颤动，后期累及呼吸肌及延髓，危及生命
重症肌无力	慢性起病，局部或全身横纹肌活动时易疲乏无力，经休息或用抗胆碱酯酶药后可以缓解
多发性硬化	临床症状复杂多变，呈复发—缓解的波动性进展，常见症状：四肢疲乏无力、行走困难、视物模糊
外伤性截瘫	脊髓损伤平面以下的运动、感觉及反射出现严重功能障碍

2.辨证

名称	肺热津伤	湿热浸淫	脾胃虚弱	肝肾亏损
症状	发热多汗、心烦口渴、小便短黄	下肢麻木肿胀、足胫热感	病情日久、神疲乏力、食少便溏	起病缓慢、腰膝酸软、头晕耳鸣
时期	急性期	恢复期	恢复期	后遗症期

巩固提高

请圈出正确穴位

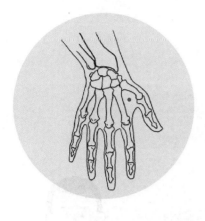

阳溪

鱼际

合谷

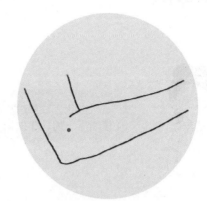

曲池

手三里

列缺

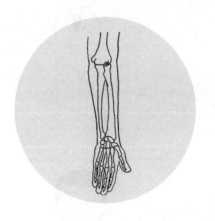

曲泽

内关

尺泽

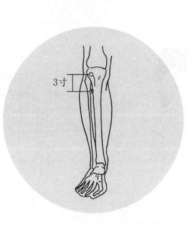

3寸

犊鼻

足三里

丰隆

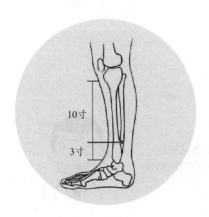

10寸

3寸

三阴交

阴陵泉

商丘

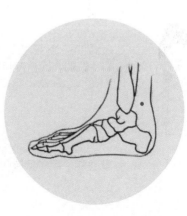

照海

太溪

太白

⑩ 乳三针（乳根、膻中、肩井）

课前导读

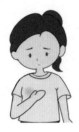

医生，我最近感觉双侧乳房胀痛，特别是左侧比较明显，前几年体检说是乳腺增生。

请问症状出现或加重是否与月经周期有关系？

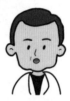

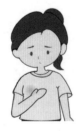

有关系，月经前症状会加重，我去咨询了其他医生，说定期复查即可，没有什么药物可以针对性治疗，针灸治疗效果好吗？

建议采用"乳三针"治疗，可以起到行气活血止痛的作用。

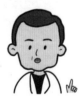

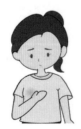

好的，饮食方面有什么禁忌吗？

建议尽量少吃辛辣刺激食物或者肥甘厚味食物。平时保持心情舒畅，有利于症状缓解。

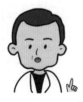

穴位详解

扫码获取
▶ 穴位视频
▶ 穴组速查
▶ 速记歌诀
▶ 参考答案

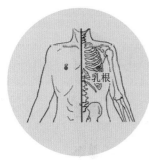

乳根

定位 在胸部，当乳头直下，乳房根部，第5肋间隙，距前正中线4寸

主治 乳部疾病——乳痈、乳癖、乳少

刺灸法 斜刺0.5~0.8寸

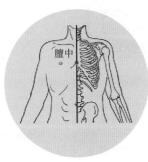

膻中

定位 在胸部，当前正中线上，平第4肋间隙，两乳头连线的中点

主治 气机不畅病症：咳嗽、气喘、呃逆、胸痹心痛、心悸、心烦
胸乳病症：乳痈、乳癖、乳少

刺灸法 平刺0.3~0.5寸

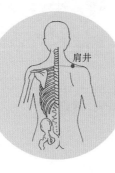

肩井

定位 在肩胛区，当大椎与肩峰端连线的中点

主治 近治作用——颈项强痛、肩背痛、上肢不遂
特殊作用——乳痈、缺乳等乳房疾患

刺灸法 直刺或斜刺0.5~0.8寸，内有肺尖，慎不可深刺。孕妇禁针

思维导图

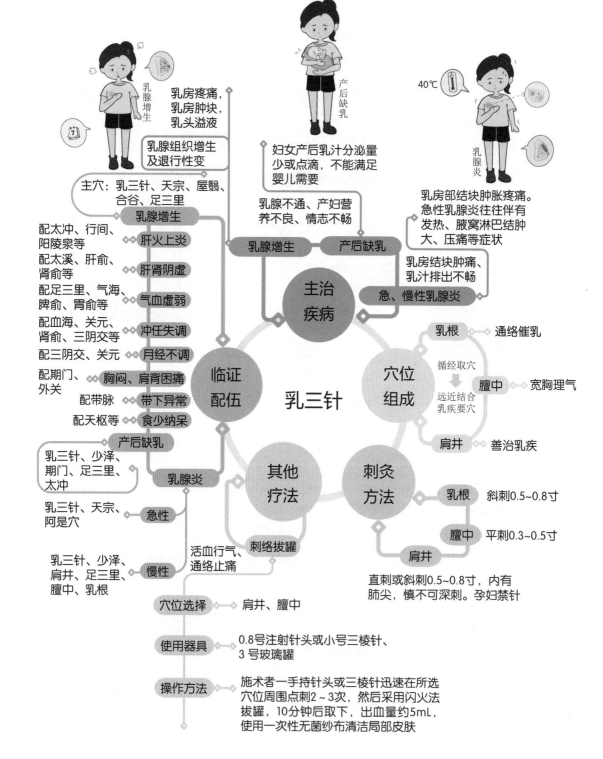

乳腺增生

乳房疼痛，乳房肿块，乳头溢液

乳腺组织增生及退行性变

主穴：乳三针、天宗、屋翳、合谷、足三里

乳腺增生

配太冲、行间、阳陵泉等 ◇ 肝火上炎

配太溪、肝俞、肾俞等 ◇ 肝肾阴虚

配足三里、气海、脾俞、胃俞等 ◇ 气血虚弱

配血海、关元、肾俞、三阴交等 ◇ 冲任失调

配三阴交、关元 ◇ 月经不调

配期门、外关 ◇ 胸闷、肩背困痛

配带脉 ◇ 带下异常

配天枢等 ◇ 食少纳呆

产后缺乳

乳三针、少泽、期门、足三里、太冲 — 乳腺炎

乳三针、天宗、阿是穴 ◇ 急性

乳三针、少泽、肩井、足三里、膻中、乳根 ◇ 慢性

产后缺乳

妇女产后乳汁分泌量少或点滴，不能满足婴儿需要

乳腺不通、产妇营养不良、情志不畅

乳腺增生　产后缺乳

乳腺炎

40℃

乳房部结块肿胀疼痛。急性乳腺炎往往伴有发热、腋窝淋巴结肿大、压痛等症状

乳房结块肿痛、乳汁排出不畅

急、慢性乳腺炎

主治疾病

穴位组成

乳根 ◇ 通络催乳

循经取穴 ↓ 远近结合 乳疾要穴

膻中 ◇ 宽胸理气

肩井 ◇ 善治乳疾

临证配伍

乳三针

其他疗法

刺灸方法

乳根　斜刺0.5~0.8寸

膻中　平刺0.3~0.5寸

肩井

直刺或斜刺0.5~0.8寸，内有肺尖，慎不可深刺。孕妇禁针

刺络拔罐

活血行气、通络止痛

穴位选择 ◇ 肩井、膻中

使用器具 ◇ 0.8号注射针头或小号三棱针、3号玻璃罐

操作方法 ◇ 施术者一手持针头或三棱针迅速在所选穴位周围点刺2~3次，然后采用闪火法拔罐，10分钟后取下，出血量约5mL，使用一次性无菌纱布清洁局部皮肤

鉴别诊断

1.乳痈

乳痈为中医病名，现代医学之急性化脓性乳腺炎属于乳痈范畴，多发生于产后3～4周的哺乳期妇女，尤以初产妇为多见，是以乳房红肿疼痛、乳汁排出不畅，以致结脓成痈，伴有全身发热为主症的疾病。

2.缺乳

缺乳是指产后哺乳期内产妇乳汁甚少或全无。缺乳的发生常与素体亏虚或形体肥胖、分娩失血过多及产后情志不畅、操劳过度、缺乏营养等因素有关。

3.乳癖

乳癖为中医病名，相当于西医的乳腺囊性增生症，是指妇女乳房部常见的慢性良性肿块，常见于中青年妇女。以乳房肿块和胀痛为主症，与月经周期、情绪变化有明显关系，以单侧或双侧乳房出现单个或多个大小不等、形态不一的肿块，胀痛或压痛，表面光滑，边界清楚，推之可动，增长缓慢，质地坚韧或呈囊性感为特点。

饮食疗法

1.配伍原则

以中医理论为指导，遵循中药药性归经理论，强调"酸入肝、苦入心、甘入脾、辛入肺、咸入肾"，辨证用药，因人、因时施膳。如为乳癖之肝肾阴亏证，则选用主要功效为滋肾阴养肝阴的中药材及食材，如百合、枸杞子为主要材料的百合枸杞粥；气血亏虚型产后缺乳则可选用人参、茯苓、通草、猪蹄（一只）炖服，人参猪蹄汤可起到补益气血、通乳的作用。

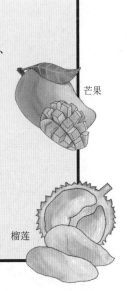

芒果

2.饮食禁忌

药膳配伍须注意中药材与食物搭配的宜忌，如乳腺增生之肝肾阴亏证，若阴虚内热，不宜食用辛辣刺激食物或热性水果（如榴莲、芒果、荔枝、桂圆等），以免温阳助火；产后缺乳之肝郁气滞证，不宜进食生冷或油腻食物，以免影响气血运行。

榴莲

请圈出正确穴位

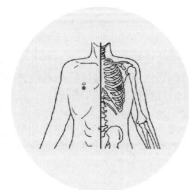

乳中

屋翳

乳根

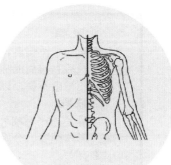

膻中

上脘

天突

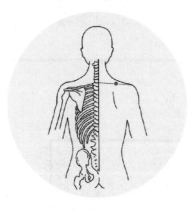

肩髎

大椎

肩井

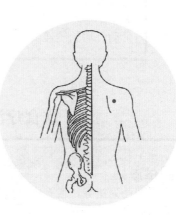

天宗

肩贞

曲垣

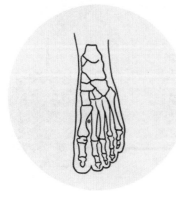

解溪

太冲

隐白

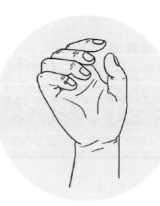

少冲

后溪

少泽

11 背三针（风门、大杼、肺俞）

图图，妈妈说你有过敏性鼻炎好几年了，换季的时候会有打喷嚏、流鼻涕等情况，之前使用过抗过敏药物和喷雾，效果并不太好，我想问下你目前打喷嚏、鼻痒、鼻塞、流涕这些症状是否还有，哪种情况比较严重。

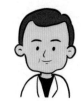

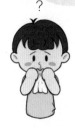

现在早上起来还会打喷嚏。

皮肤会痒吗？吃东西或者接触小动物症状会加重吗？

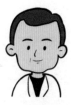

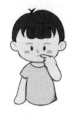

皮肤有些干，吃芒果会过敏。

这些情况都属于过敏反应，有一组穴位"背三针"可以治疗，治疗方法也比较特别，将自己的血抽出来再注射入"背三针"穴位中，操作比较简单，每次治疗2~3分钟即可完成，但需连续治疗一段时间，你能坚持治疗吗？

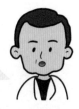

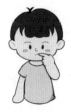

可以，但是打针时能不能轻一些？

好的，没有问题。

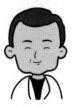

穴位详解

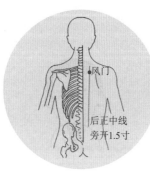

风门

定位   在背部，当第2胸椎棘突下，旁开1.5寸

主治   近治作用——肩背痛
特殊作用——肺系疾病：感冒、咳嗽、哮喘、肺结核

刺灸法   向脊柱方向斜刺0.5~0.8寸。深部为胸膜及肺脏，故不宜深刺，以防引起气胸

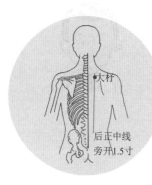

大杼

定位   在背部，当第1胸椎棘突下，旁开1.5寸

主治   近治作用——颈项拘急、肩背痛
特殊作用——腰痛、膝痛等骨病；
感冒、哮喘等肺疾

刺灸法   向脊柱方向斜刺0.5~0.8寸。深部为胸膜及肺脏，故不宜深刺，以防引起气胸

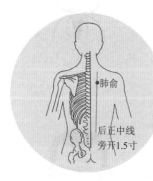

肺俞

定位   在背部，当第3胸椎棘突下，旁开1.5寸

主治   近治作用——颈项拘急、肩背痛
特殊作用——肺系疾患：咳嗽、气喘、感冒等

刺灸法   向脊柱方向斜刺0.5~0.8寸。深部为胸膜及肺脏，故不宜深刺，以防引起气胸

思维导图

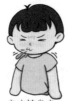

变应性鼻炎

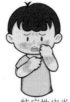

特应性皮炎

又称过敏性鼻炎，主要表现为鼻塞、打喷嚏、流涕及鼻腔内瘙痒等，以复发率高、缠绵难愈为主要特点

慢性、复发性、炎症性皮肤病，婴儿期即可发病，以皮肤干燥、发炎、剧烈瘙痒和皮肤过敏为特点

以反复发作的喘息、气急、胸闷或咳嗽等为特点，遗传和环境因素是导致哮喘发生的主要因素，不易根治

由腰背部肌肉筋膜炎症引起的腰背部疼痛、僵硬或屈伸不利

主穴：背三针、鼻三针

变应性鼻炎

配肾俞（补）○ 肾虚

配脾俞（补）○ 脾气虚

配曲池（泻）○ 久郁化热

支气管哮喘

背三针、天突、定喘、膻中

特应性皮炎

背三针、曲池、血海、足三里

腰背痛

背三针、腰三针、夹脊穴

变应性鼻炎 特应性皮炎

腰背痛

支气管哮喘

主治疾病

穴位组成

风门 ○ 祛风解表

局部配穴
↓
大杼 ○ 疏风散邪

背部三穴善治风疾

肺俞 ○ 补益肺气

临证配伍

背三针

刺灸方法

风门

向脊柱方向斜刺0.5~0.8寸。深部为胸膜及肺脏，故不宜深刺，以防引起气胸

大杼

肺俞

其他疗法

三伏天灸

冬病夏治、温补阳气

适应证 ○ 过敏性鼻炎、哮喘、咳嗽等呼吸系统病症

穴位选择 ○ 背三针

时间选择 ○ 初伏、中伏、末伏一年中最热的时节，再加上初伏前10天、末伏后10天各加强1次，共5次

自血穴位注射

活血祛风、调节免疫

用于鼻炎、咳嗽、哮喘等呼吸系统病症及风疹、湿疹等皮肤疾患

三伏天灸

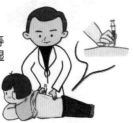

自血穴位注射

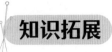

自血穴位注射疗法

自血穴位注射疗法是以中西医理论为指导，综合了自体血液疗法、中医经络学说、针刺手法等的创新成果。其是指从患者静脉采血后即刻注入穴位肌肉组织，反复注射少量（1~10mL）自体全血的治疗方法。

1.治疗准备

（1）针具　选用2~5mL一次性无菌注射器和4.5~6号一次性无菌注射针。

（2）自血用量　自血用量因注入的部位不同而异，肌肉丰厚处用量可较大。背部及四肢部穴位1~1.5mL/穴或部位。

（3）体位　选择患者舒适、操作者便于操作的治疗体位；第一次治疗的患者，应当采用卧位。

（4）爪切穴位　揣穴并爪切定位。以指甲在穴位上按掐一"十"字痕，便于取穴准确。操作时用力要柔和，以免皮肤破损，确定穴位后，患者肢体姿势不可随意变换，以防穴位定位位移或消失。

（5）消毒　操作者常规消毒双手，患者注射区域局部用无菌棉签蘸取安尔碘，按无菌原则自中心向外旋转涂擦5cm×5cm的区域，不留空隙。

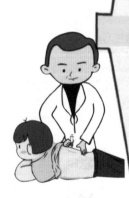

知识拓展

2.操作步骤及注意事项

（1）治疗前应对患者说明治疗的特点和治疗时会出现的正常反应，尽量减轻和消除患者的疑虑；检查注射器与针头连接是否紧密，排空注射器，保持针头为无菌状态。

（2）常规方法采血，采血过程中尽量不使针管内存留空气，如针管内有空气则采集足够的血量后排空空气；采血后尽快进行穴位注射，一般应在 2～3 分钟内完成治疗，无论何时发现有凝血现象，均应弃去，告知患者，择期再行治疗。

（3）采血完成后，用无菌棉签按压穿刺点，嘱咐患者在穿刺点继续按压勿少于 5 分钟。

（4）依据穴位所在的部位选择不同的进针角度与深度。一般四肢部穴位可 90°直刺；背部穴位注射则应≤45°斜刺进针，针尖斜向脊柱，进针时宁浅勿深，注射过程中也不宜继续将针头刺向深处。

（5）空腹、酒后、饱餐后及强体力劳动后均不宜行穴位注射。表皮破损、感染、溃疡、瘢痕的部位禁止穴位注射。

3.疗效机制

我们研究团队近年来的研究显示，在纠正变应性鼻炎、特应性皮炎等机体病理性免疫失衡过程中，自体血液可被看作是一种个性化的复合疫苗，自体血液中的抗体、细胞因子等活性成分少量多次注射入穴位肌肉组织，可刺激机体的免疫系统，对致病性抗体或疾病效应细胞产生中和或抑制效应，从而重建新的机体免疫平衡，有望成为纠正特应性皮炎、变应性鼻炎等过敏性疾病患者免疫炎症的个体化免疫调节方案。

请圈出正确穴位

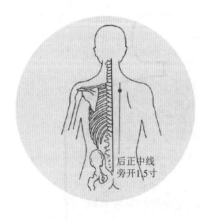

定喘

秉风

风门

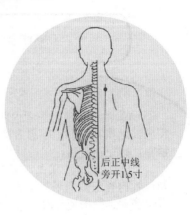

大杼

大椎

曲垣

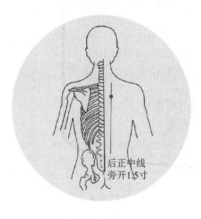

神堂

膈俞

肺俞

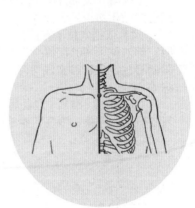

天突

云门

缺盆

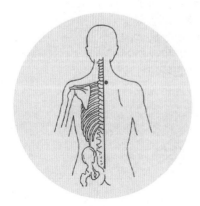

大椎

定喘

大杼

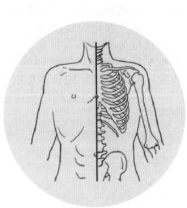

巨阙

中脘

膻中

第4章　脏腑疾患组穴处方

① 胃三针（内关、中脘、足三里）

课前导读

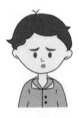

靳医生，我最近总感觉饭后胃胀，还经常反酸。可能因为工作原因，吃饭不规律，胃偶尔会痛，但没有太在意。来医院做了胃镜，被诊断为慢性萎缩性胃炎。医生推荐我使用针灸配合治疗。

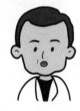

消化系统疾患多数与长期不良饮食习惯有关，可以使用"胃三针"进行治疗，能够起到宽胸理气、和中止痛、健脾养胃的作用，但也要配合食疗，主动改变不良饮食习惯。

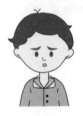

好的，明白了，饮食方面有哪些需要注意的呢？

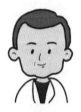

尽量规律饮食，少饮酒和少吃辛辣刺激性食物，多吃新鲜蔬菜瓜果。

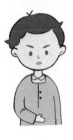

好的，谢谢靳医生！

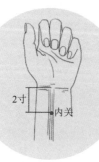

内关

定位 在前臂掌侧，腕横纹上2寸，在桡侧腕屈肌腱与掌长肌腱之间

主治
近治作用——上肢痹痛
远治作用——心悸、胸闷、心律失常等心疾；
失眠、郁证、癫狂痫等神志病
特殊作用——胃痛、呃逆、呕吐等胃疾

刺灸法 直刺0.5~1寸，可透刺外关，行针以
有向指端放射的触电感为宜

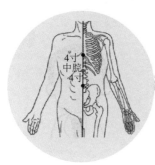

中脘

定位 在上腹部，前正中线上，当脐中上4寸

主治
脾胃肠系病症：胃痛、腹胀、呃逆、反胃、纳呆、
肠鸣、泄泻、便秘、小儿疳积
神志病：失眠、脏躁、癫痫

刺灸法 直刺1~1.5寸，以胃脘部有较为明显的酸胀感为宜

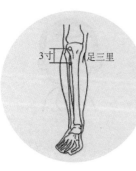

足三里

定位 在小腿前外侧，当犊鼻下3寸，距胫骨前缘一横指处

主治
近治作用——下肢疾患：下肢瘫痪、膝痛等
远治作用——胃肠病：胃痛、呕吐、呃逆、腹痛、泄泻、便秘
特殊作用——强壮保健：体虚瘦弱、心悸、气短等

刺灸法 直刺1~2寸，行针使针感向下肢放散

思维导图

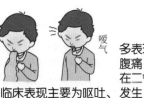

呕吐

嗳气

临床表现主要为呕吐、嗳气、厌食等症状

多表现为空腹痛，疼痛在二餐之间发生

多表现为餐后痛，常在餐后1小时内发生

病程迁延，大多无明显症状和体征，一般仅见饭后饱胀、反酸、嗳气等消化不良症状

十二指肠溃疡

胃溃疡

上腹疼痛、厌食、恶心呕吐为主要表现

因自主神经系统功能失常导致胃的运动与分泌功能失调，无器质性病变

胃溃疡和十二指肠溃疡的总称，由胃酸和胃蛋白酶损伤胃壁、十二指肠壁黏膜组织而引起，溃疡疼痛与饮食之间的关系具有明显的相关性和节律性

急性胃炎

慢性胃炎

胃黏膜的炎性病变

急慢性胃炎

胃肠道功能紊乱

消化性溃疡

主治疾病

内关 —— 宽胸理气

胃脘痛

胃炎、胃肠道功能紊乱、消化性溃疡引起胃脘痛

胃三针、梁丘、公孙

临证配伍

经脉循行选穴组方

中脘 —— 和胃止痛

远近结合调理脾胃

穴位组成

胃三针

足三里 —— 健脾益胃

其他疗法

刺灸方法

内关

直刺0.5~1寸，可透刺外关，行针以有向指端放射的触电感为宜

复合疗法，加强疗效

穴位注射

中脘

直刺1~1.5寸，以胃脘部有较为明显的酸胀感为宜

穴位选择 —— 合谷、足三里、内关

足三里

直刺1~2寸，行针使针感向下肢放散

药物选择 —— 山莨菪碱、维生素B$_1$、胎盘组织液、丹参注射液等

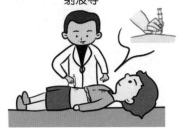

穴位注射

胃痛与心痛的鉴别

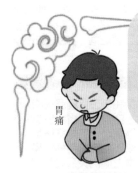

胃痛

由于心与胃的位置邻近，胃痛可影响及心，表现为连胸疼痛；心痛亦常涉及心下，出现胃痛的表现。《医学正传》曰："古方九种心痛……详其所由，皆在胃脘，而实不在心也"，说明两者之间容易发生混淆，故临床应辨别胃痛与心痛。

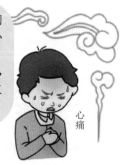

心痛

鉴别要点	胃痛	心痛
常见疾病	胃炎、胃溃疡	冠心病、心肌梗死
诱因	刺激性食物、气候变化	劳累、情绪激动
部位	上腹部	胸骨后
性质	烧灼、胀闷	刀割、压榨、沉闷，可窜至上肢、肩背
伴随症状	嗳气、反酸	心悸气短、汗出肢冷
缓解因素	服用解痉制酸药、保暖	休息、服用硝酸甘油
发作时间	数日、数周	数分钟、数小时
相关检查	胃镜、消化道钡餐	心电图、心肌酶谱

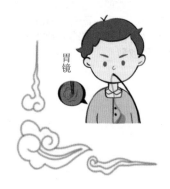

胃镜

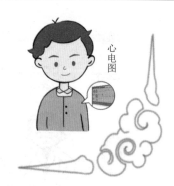

心电图

巩固提高

请圈出正确穴位

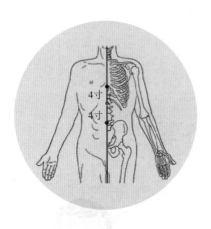

中脘

水分

下脘

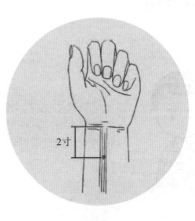

劳宫

灵道

内关

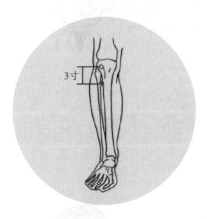

阳陵泉

丰隆

足三里

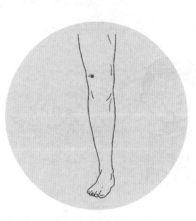

伏兔

血海

梁丘

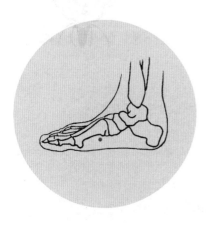

公孙

然谷

太白

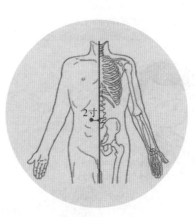

大横

天枢

下脘

② 肠三针（天枢、关元、上巨虚）

课前导读

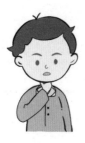

靳医生您好，我一紧张就容易腹泻，平时胃肠功能也不太好，被诊断为肠易激综合征，吃药治疗了一段时间，情况时好时坏。

这种情况持续多久了？一开始发病有何诱因吗？

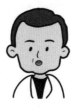

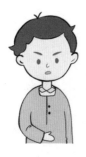

有好几年了，最早发作与饮酒较多、饮食不规律有关系，再加上工作压力的原因。

从舌苔、脉象表现，结合您的症状和病史来看，属于中医证型中的胃肠湿热，往往与烟酒刺激、嗜食辛辣刺激食物有关，使用"肠三针"治疗，能够调节胃肠气机、祛湿止泻。当然保持健康的饮食习惯和良好的情绪也非常重要。

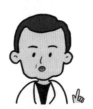

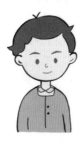

好的，靳医生，我会尽量调整饮食生活习惯配合治疗的。

穴位详解

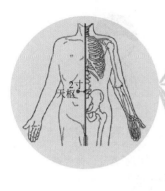

天枢

定位 在腹中部，脐中旁开2寸

主治 胃肠病：腹痛、腹胀、肠鸣、肠痈、便秘、泄泻、痢疾、呕吐
妇科疾患：月经不调、痛经、癥瘕

刺灸法 直刺1~1.5寸

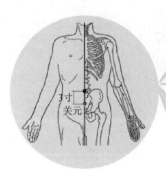

关元

定位 在下腹部，前正中线上，当脐中下3寸处

主治 近治作用——生殖泌尿系统疾病：遗精阳痿、不孕不育、
　　　　　　　　　　　　　　　遗尿、小便不利
妇科病：月经不调、痛经、带下
肠腑病症：腹痛、泄泻、便秘、痢疾
特殊作用——元气虚损病症：体虚瘦弱、虚劳

刺灸法 直刺0.5~1寸

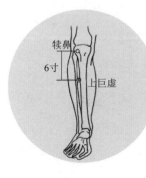

上巨虚

定位 在小腿前外侧，当犊鼻下6寸，距胫骨前缘一横指（中指）

主治 近治作用——下肢痿痹、膝痛
远治作用——肠胃病症：泄泻、痢疾、肠鸣、便秘等

刺灸法 直刺1~2寸

思维导图

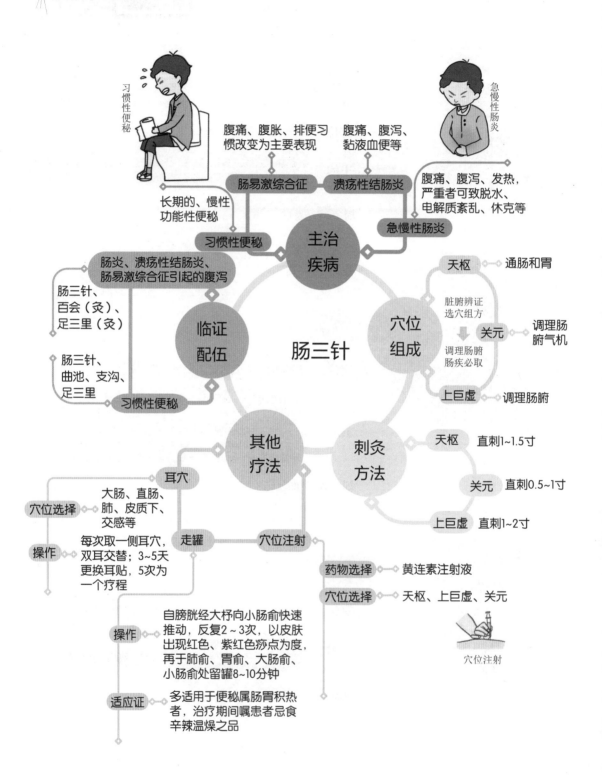

习惯性便秘

急慢性肠炎

腹痛、腹胀、排便习惯改变为主要表现

腹痛、腹泻、黏液血便等

肠易激综合征

溃疡性结肠炎

腹痛、腹泻、发热，严重者可致脱水、电解质紊乱、休克等

长期的、慢性功能性便秘

习惯性便秘

急慢性肠炎

主治疾病

肠炎、溃疡性结肠炎、肠易激综合征引起的腹泻

肠三针、百会（灸）、足三里（灸）

临证配伍

肠三针

穴位组成

天枢 → 通肠和胃

脏腑辨证选穴组方 ↓ 调理肠腑肠疾必取

关元 → 调理肠腑气机

上巨虚 → 调理肠腑

肠三针、曲池、支沟、足三里

习惯性便秘

其他疗法

刺灸方法

天枢 直刺1~1.5寸

关元 直刺0.5~1寸

上巨虚 直刺1~2寸

耳穴

穴位选择 → 大肠、直肠、肺、皮质下、交感等

操作 → 每次取一侧耳穴，双耳交替；3~5天更换耳贴，5次为一个疗程

走罐

穴位注射

药物选择 → 黄连素注射液

穴位选择 → 天枢、上巨虚、关元

穴位注射

操作 → 自膀胱经大杼向小肠俞快速推动，反复2~3次，以皮肤出现红色、紫红色痧点为度，再于肺俞、胃俞、大肠俞、小肠俞处留罐8~10分钟

适应证 → 多适用于便秘属肠胃积热者，治疗期间嘱患者忌食辛辣温燥之品

小儿腹泻特色疗法

1. 中药敷脐

中药敷脐最适宜于小儿腹泻。小儿脏腑娇嫩，"肝常有余，脾常不足"，外邪侵袭或饮食不洁都可引起脾胃功能失常，出现饮食积滞、水湿停聚，脾虚湿盛而泄泻。中药敷脐克服了小儿打针服药难的问题，易被广大患儿及其家长接受。

【处方1】黄连、黄芩、黄柏等量研为细末，每次取 3 ～ 5g 大蒜液调糊，1 次 / 日，5 天为 1 个疗程。

【处方2】葛根、黄芩、白芍颗粒剂各 1 ～ 2g 混匀，水调为糊状，敷脐，1 次 / 日，5 天为 1 个疗程。

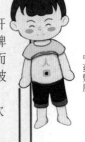

中药敷脐

2. 小儿推拿

治疗小儿腹泻还可采用捏脊、摩腹等小儿推拿方法。

捏脊时患儿俯卧，医者用拇指罗纹面顶住皮肤，示、中二指前按，三指同时用力捏拿皮肤，两手交替向前移动，边推边捏边提拿。自长强开始，沿着督脉向上至大椎为1遍，每次捏 5 ～ 7 遍。捏脊推拿可调节督脉与膀胱经之气机，脾俞、胃俞、大肠俞、小肠俞均为膀胱经之背俞穴，按揉之可调理脾胃，助小肠分清泌浊、大肠传导运化，达到止泻之目的。

摩腹操作时患儿仰卧，暴露脐腹部，医者用掌心揉腹 3 分钟，再摩腹 50 ～ 100 圈，并可配合揉按天枢、水分等穴，可起到促进消化吸收的作用。

捏脊

请圈出正确穴位

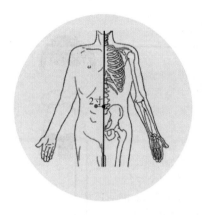

大横

天枢

下脘

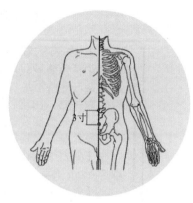

关元

气海

外陵

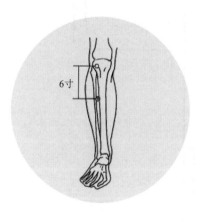

条口

下巨虚

上巨虚

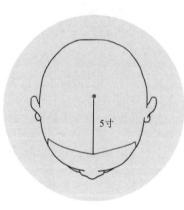

百会

络却

通天

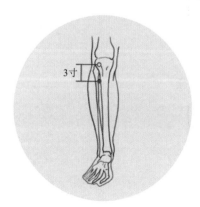

犊鼻

膝阳关

足三里

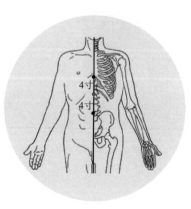

中脘

商曲

下脘

③ 胆三针（期门、日月、阳陵泉）

课前导读

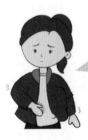

靳医生，我年前体检发现多发胆结石，去肝胆外科看了，这是B超检查结果，医生说可以先不手术，但最近我觉得右上腹部隐隐作痛，这种情况能用针灸治疗吗？

根据您的B超检查，确诊为多发胆结石，目前的情况可以采用针灸治疗，并定期复查B超。

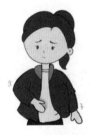

好的，我感觉主要与我这几年工作压力大、饮食不规律有关，由于需要经常出差，早餐经常不吃，三餐也不定时，而且在外用餐免不了吃一些重油重盐的食物。

是的，胆石症的确与不良饮食习惯有非常密切的关系，中医可以根据体质调理，针灸中有一组穴位"胆三针"，再结合辨证取穴，坚持治疗效果不错，可以有效防止胆绞痛发作，但是需要您配合纠正不良饮食习惯，规律三餐、不吃宵夜、少吃高油高脂食物。

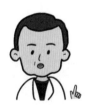

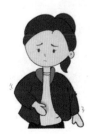

好的，明白了，谢谢医生！

穴位详解

▣ 扫码获取
➤ 穴位视频
➤ 穴组速查
➤ 速记歌诀
➤ 参考答案

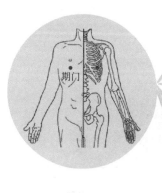

期门

定位 在胸部，当乳头直下，第6肋间隙，前正中线旁开4寸

主治 近治作用——乳痈、乳癖等乳房疾患
特殊作用——肝胃病症：胸胁胀痛、呕吐、嗳气、呃逆等
热入血室等证

刺灸法 选右侧穴，沿肋骨下缘向外斜刺0.3~0.5寸。
不可深刺，以免伤及内脏

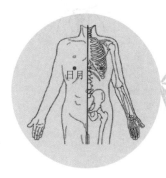

日月

定位 在上腹部，当乳头直下，第7肋间隙，前正中线旁开4寸

主治 近治作用——胁肋疼痛、胀满
特殊作用——肝胆疾患：呕吐、呃逆、黄疸

刺灸法 选右侧穴，沿肋骨下缘向外斜刺0.3~0.5寸。
不可深刺，以免伤及内脏

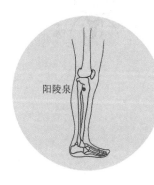

阳陵泉

定位 在小腿外侧，当腓骨小头前下方凹陷处

主治 近治作用——下肢痿痹、膝髌肿痛
远治作用——肝胆犯胃病症：胁痛、口苦、呕吐、吞酸等

刺灸法 直刺1~1.5寸

思维导图

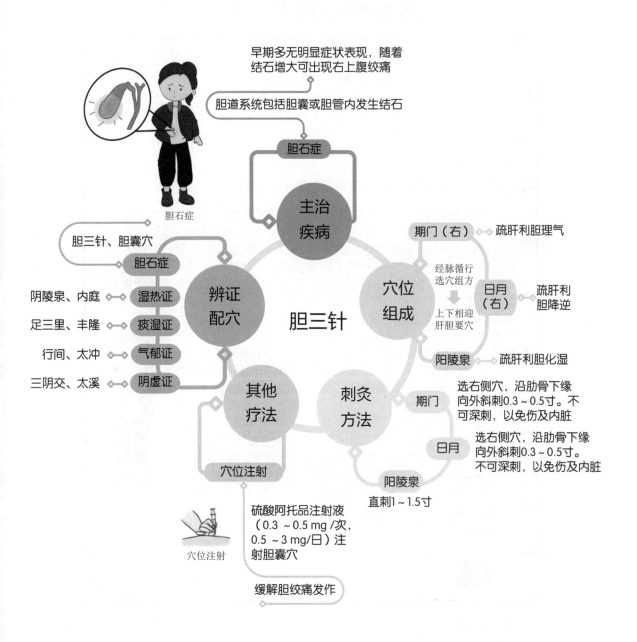

早期多无明显症状表现，随着结石增大可出现右上腹绞痛

胆道系统包括胆囊或胆管内发生结石

胆石症

主治疾病

期门（右）⋯⋯ 疏肝利胆理气

经脉循行选穴组方

上下相迎肝胆要穴

日月（右）⋯⋯ 疏肝利胆降逆

穴位组成

阳陵泉⋯⋯ 疏肝利胆化湿

胆三针、胆囊穴

胆石症

阴陵泉、内庭 ⋯⋯ 湿热证

足三里、丰隆 ⋯⋯ 痰湿证

行间、太冲 ⋯⋯ 气郁证

三阴交、太溪 ⋯⋯ 阴虚证

辨证配穴

胆三针

期门 选右侧穴，沿肋骨下缘向外斜刺0.3～0.5寸。不可深刺，以免伤及内脏

日月 选右侧穴，沿肋骨下缘向外斜刺0.3～0.5寸。不可深刺，以免伤及内脏

刺灸方法

阳陵泉 直刺1～1.5寸

其他疗法

穴位注射

硫酸阿托品注射液（0.3～0.5 mg/次，0.5～3 mg/日）注射胆囊穴

缓解胆绞痛发作

胆石症

穴位注射

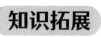
针灸疗法分阶段论治胆石症

1.未病阶段：调理脾胃，顾护肝胆

治未病是中医预防保健的重要原则，在未病的情况下，宜注重养生、积极防御。胆石症的发病率呈逐年上升趋势，多与现代饮食结构变化和生活节奏加快有关，三餐不规律、饮食不节制、熬夜吃夜宵、情绪波动大等均会引起脾胃受伤、情志失调、肝失条达、胆失疏泄而导致胆石症发生。在发现个人饮食不节、情志失调时，应尽早进行干预，如艾灸阳陵泉、足三里可起到疏泄肝胆气机、调理顾护脾胃的作用。

2.欲病阶段：调理体质，防止疼痛发作

欲病是指人体处于未病与已病之间的状态，此时宜尽早干预，避免疾病形成发展。胆石症患者往往早期并无症状，多为健康查体时腹部B超检查发现，在借助现代医学诊断手段的基础上，早期辨识胆石症，"先安未受邪之地"，在无临床症状之时，可根据患者体质制订不同的饮食及调养方案。

（1）湿热质患者，平素嗜食辛甘厚味，生活环境湿热较重，缺乏锻炼，加之情志不畅，胆汁淤积不行，久而煎熬成石。疾病发作时常有右胁肋疼痛拒按、口干口苦、口黏口臭、小便黄赤、舌红苔黄腻、脉弦滑数等湿热蕴结证候表现。可针灸胆三针、阴陵泉、内庭等穴，清热利湿、疏利肝胆。

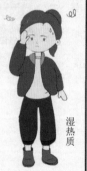

湿热质

（2）痰湿质患者，平素饮食无节制，少于运动，脾胃运化不及，痰湿内生，胆汁久淤成石。疾病发作时可出现右胁肋胀满不适、胸脘痞闷、纳呆呕恶、舌淡红苔白厚腻、脉滑等痰湿阻滞证候表现。可针灸胆三针、足三里、丰隆等穴，燥湿化痰、疏利肝胆。

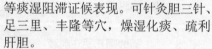

痰湿质

（3）气郁质患者，平时性情急躁易怒，怒则伤肝，肝气郁结，胆汁排泄失常，久郁而化火，火热煎熬胆汁，聚而为石。疾病发作时出现右胁肋胀痛且遇怒加重、胸闷嗳气，口干口苦、食欲不振、大便不爽、舌红苔白、脉弦涩等肝郁气滞证候表现。可针灸胆三针、行间、太冲等穴，行气解郁、疏利肝胆。

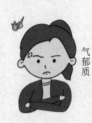
气郁质

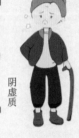
阴虚质

（4）阴虚质者，常见于中老年人，50岁以后，肝脏生理功能逐渐减弱，化生胆汁的能力也减退，胆汁淤积，久而煎熬成石。疾病发作时见右胁肋隐痛不适、口燥咽干、五心烦热、双眼干涩不适、舌红有裂纹或见光剥苔、脉弦细数等阴虚燥热证候表现。可针灸胆三针、三阴交、太溪等穴，滋阴益气、疏利肝胆。

3.已病阶段：缓解胆绞痛，避免复发

如疾病发展到已病状态，治疗原则为积极治疗和病后调养，以避免复发。针刺对于缓解胆石症急性期的疼痛具有显而易见的疗效。急性胆绞痛大多表现为上腹持续性疼痛，阵发性加重，放射到肩背或胸部，伴恶心呕吐，如果同时并发胆道感染，可随之发生寒战、发热、黄疸。胆囊穴是治疗胆绞痛之要穴，位于小腿外侧部，腓骨小头前下方凹陷处（阳陵泉）直下2寸。胆囊穴在胆经的循行路线上，对急性胆囊炎患者，针刺胆囊穴，多数即刻感觉上腹部放松、右上腹疼痛减轻。还可配合硫酸阿托品注射液穴位注射胆囊穴加强止痛效果。鼓励患者在缓解期多运动以控制体重，如慢跑、游泳、练八段锦、练五禽戏等，逐渐增加运动量；还可按摩内庭、阴陵泉、丰隆、三阴交等穴位以泻热除湿。

请圈出正确穴位

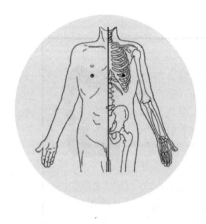

乳中

期门

神封

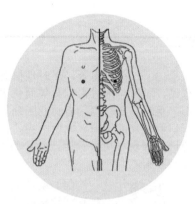

日月

腹哀

梁门

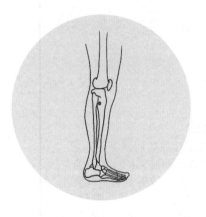

膝阳关

委阳

阳陵泉

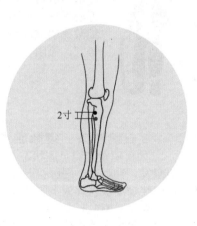

胆囊穴

丰隆

外丘

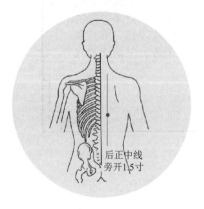

至阳

膈俞

肝俞

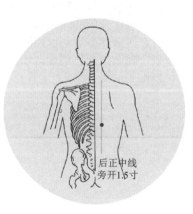

悬枢

胆俞

胃俞

4 尿三针（中极、关元、三阴交）

课前导读

图图，你今年多大？上几年级呀？

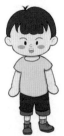

我今年10岁，上四年级。

妈妈跟我说了你晚上有时会尿床，也做过检查显示没有问题，我们用针灸治疗好吗？

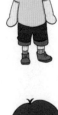

医生，针灸疼吗？我怕疼。

我们使用"尿三针"进行治疗，针刺的穴位不多，自然也没有那么疼，我相信你可以配合的。因为遗尿发生在夜间，为了加强刺激，我们还会使用埋针的方法，睡前自己按压或者让爸爸妈妈帮忙按压埋针处穴位以加强疗效。我也会告诉妈妈在你容易遗尿的时间段叫醒你排尿，这样就能养成良好的习惯，对治疗也会有很大帮助的。

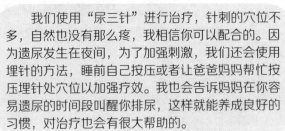

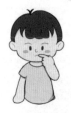

好的，那针刺治疗的时候可以轻一些吗？

可以，没问题，咱们开始针灸治疗吧。

扫码获取
- 穴位视频
- 穴组速查
- 速记歌诀
- 参考答案

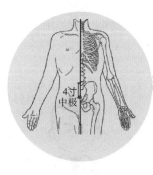

中极

定位 在下腹部，前正中线上，当脐中下4寸

主治 泌尿生殖系统疾病：遗尿、遗精、阳痿、小便不利
妇科病：月经不调、痛经、带下

刺灸法 直刺0.5~1寸。孕妇慎用

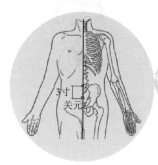

关元

定位 在下腹部，前正中线上，当脐中下3寸

主治 近治作用——生殖泌尿系统疾病：遗精阳痿、不孕不育、遗尿、小便不利
妇科病：月经不调、痛经、带下
肠腑病症：腹痛、泄泻、便秘、痢疾
特殊作用——元气虚损病症：体虚瘦弱、虚劳

刺灸法 直刺0.5~1寸；可用灸法。孕妇慎用。

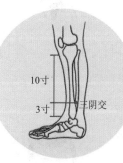

三阴交

定位 在小腿内侧，当足内踝尖上3寸，胫骨内侧缘后方

主治 近治作用——下肢痿痹
远治作用——胃肠病：腹胀、腹泻
生殖泌尿系统疾病：遗精、阳痿、遗尿、不孕、小便不利
妇科病：月经不调、阴挺、难产
特殊作用——阴虚诸症：失眠、眩晕、腰膝酸软

刺灸法 直刺1~1.5寸。孕妇禁针

思维导图

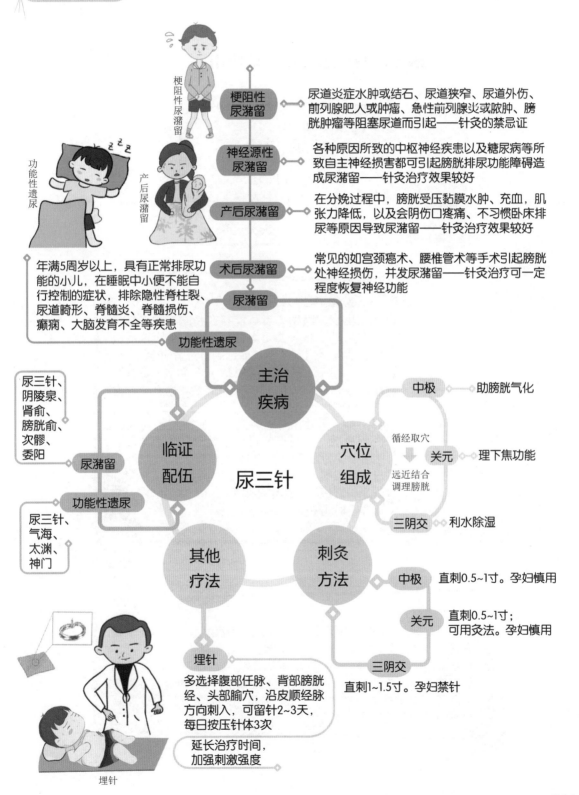

梗阻性尿潴留

功能性遗尿

产后尿潴留

梗阻性尿潴留 — 尿道炎症水肿或结石、尿道狭窄、尿道外伤、前列腺肥大或肿瘤、急性前列腺炎或脓肿、膀胱肿瘤等阻塞尿道而引起——针灸的禁忌证

神经源性尿潴留 — 各种原因所致的中枢神经疾患以及糖尿病等所致自主神经损害都可引起膀胱排尿功能障碍造成尿潴留——针灸治疗效果较好

产后尿潴留 — 在分娩过程中，膀胱受压黏膜水肿、充血，肌张力降低，以及会阴伤口疼痛、不习惯卧床排尿等原因导致尿潴留——针灸治疗效果较好

术后尿潴留 — 常见的如宫颈癌术、腰椎管术等手术引起膀胱处神经损伤，并发尿潴留——针灸治疗可一定程度恢复神经功能

年满5周岁以上，具有正常排尿功能的小儿，在睡眠中小便不能自行控制的症状，排除隐性脊柱裂、尿道畸形、脊髓炎、脊髓损伤、癫痫、大脑发育不全等疾患

尿潴留

功能性遗尿

主治疾病

临证配伍

尿潴留 — 尿三针、阴陵泉、肾俞、膀胱俞、次髎、委阳

功能性遗尿 — 尿三针、气海、太渊、神门

尿三针

穴位组成

中极 — 助膀胱气化

循经取穴 ↓ 远近结合调理膀胱

关元 — 理下焦功能

三阴交 — 利水除湿

刺灸方法

中极 — 直刺0.5~1寸。孕妇慎用

关元 — 直刺0.5~1寸；可用灸法。孕妇慎用

三阴交 — 直刺1~1.5寸。孕妇禁针

其他疗法

埋针 — 多选择腹部任脉、背部膀胱经、头部腧穴，沿皮顺经脉方向刺入，留针2~3天，每日按压针体3次

延长治疗时间，加强刺激强度

埋针

尿三针治疗尿潴留临证应用

1. 选穴
（1）尿三针、阴陵泉。
（2）肾俞、膀胱俞、次髎、委阳。

2. 组方
前后配穴法、上下配穴法。

两组穴位交替选用，针刺得气后接电针仪，疏密波，以患者耐受为宜，留针30分钟，每日1次，3次为一个疗程。

3. 操作方法

由于尿潴留患者可能存在膀胱充盈，故临证应用时中极、关元均斜刺，行提插捻转手法使针感向会阴部放散，如针刺时患者有急尿感，则不宜深刺；三阴交与皮肤成45°角刺入，行针使针感沿下肢内侧向上放散。肾俞、膀胱俞、次髎均直刺，行提插捻转手法使针感向前达膀胱及会阴部。阴陵泉、委阳直刺，使酸胀感向大腿内侧放散。针刺得气后接电针仪，疏密波，以患者耐受为宜，留针30分钟。先取第一组穴位针刺，出针后观察4小时，如仍未见排尿，或虽有排尿但有尿不尽感则针刺第二组穴位，出针后4小时内观察疗效。

4. 治疗时机

（1）针灸治疗尿潴留确实有效，且无副作用，在患者神志清楚，有能力自主排尿的情况下，应尽早配合针灸治疗，鼓励患者自主排尿。

（2）如患者已插导尿管则针刺应在拔除导尿管的情况下进行。拔除导尿管最好选择在患者开始有尿意的时间，然后进行针刺，更有利于针灸对膀胱功能的调节。

请圈出正确穴位

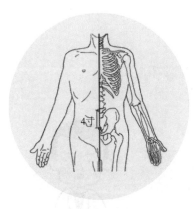

神阙

中极

石门

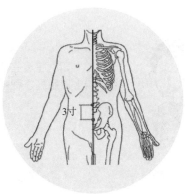

关元

外陵

天枢

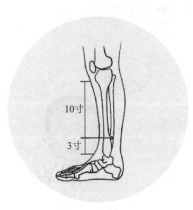

阴陵泉

漏谷

三阴交

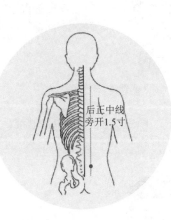

膀胱俞

小肠俞

秩边

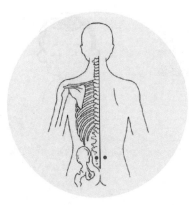

上髎

白环俞

次髎

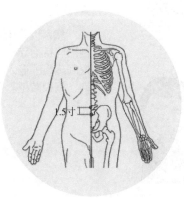

下脘

气海

腹结

5 脂三针（内关、足三里、三阴交）

课前导读

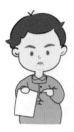

靳医生，去年我去体检，查出有胰岛素抵抗，再加上血脂高、肥胖，想通过针灸调理。

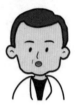

目前有什么不适症状吗？

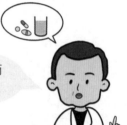

有时饭前出现低血糖的表现，其余没有什么特殊表现，尝试过减肥，但一直控制不了食欲。

胰岛素抵抗多合并肥胖症、高脂血症，您是否服用西药治疗？

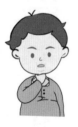

我吃了一段时间二甲双胍，但效果一般。

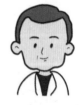

您可以采用"脂三针"进行针灸治疗，但需坚持治疗一段时间，并配合合理饮食，控制热量的摄入，保持营养均衡；适度运动，积极减重。

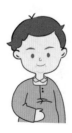

好的，谢谢医生！

穴位详解

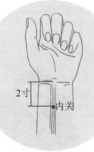

2寸
内关

内关

定位 在前臂掌侧，腕横纹上2寸，在桡侧腕屈肌腱与掌长肌腱之间

主治 近治作用——上肢痹痛
远治作用——心悸、胸闷、心律失常等心疾；
　　　　　　失眠、郁证、癫狂痫等神志病
特殊作用——胃痛、呃逆、呕吐等胃疾

刺灸法 直刺0.5~1寸，可透刺外关，行针以有向指端放射的触电感为宜

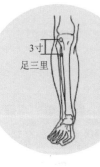

3寸
足三里

足三里

定位 在小腿前外侧，当犊鼻下3寸，距胫骨前缘一横指处

主治 近治作用——下肢疾患：下肢瘫痪、膝痛等
远治作用——胃肠疾病：胃痛、呕吐、呃逆、腹痛、泄泻、便秘
特殊作用——强壮保健：体虚瘦弱、心悸、气短等

刺灸法 直刺1~2寸，强壮保健常用灸法

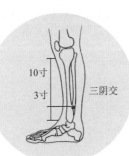

10寸
3寸
三阴交

三阴交

定位 在小腿内侧，当足内踝尖上3寸，胫骨内侧缘后方

主治 近治作用——下肢痿痹
远治作用——胃肠疾病：腹胀、腹泻
　　　　　　生殖泌尿系统疾病：遗精、阳痿、遗尿、不孕、
　　　　　　　　　　　　　　　　小便不利
　　　　　　妇科病：月经不调、阴挺、难产
特殊作用——阴虚诸症：失眠、眩晕、腰膝酸软

刺灸法 直刺1~1.5寸。孕妇禁针

思维导图

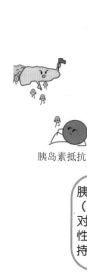

胰岛素抵抗

血中总胆固醇（TC）≥6.22mmol/L
甘油三酯（TG）>2.30mmol/L
低密度脂蛋白胆固醇（LDL-C）>4.1mmol/L和（或）高密度脂蛋白胆固醇（HDL-C）≤1.0mmol/L

常合并肥胖、血脂紊乱、动脉粥样硬化、凝血功能异常等，可能出现皮肤改变、餐前低血糖等

胰岛素作用的靶器官或组织（肝脏、肌肉、脂肪组织）对胰岛素生物学效应的反应性降低或丧失，使其维持正常血糖的能力下降

脂肪代谢或转运异常

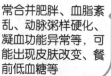

高脂血症

能量摄入超过能量消耗而引起的肥胖

进食过多、体力活动过少、社会心理因素、遗传因素等

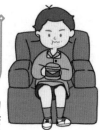

单纯性肥胖症

脂三针

主治疾病
- 高脂血症
- 胰岛素抵抗
- 单纯性肥胖症

临证配伍
- 高脂血症 — 脂三针、肥三针、丰隆、肝俞
- 胰岛素抵抗 — 脂三针、肾俞
- 单纯性肥胖症 — 脂三针、肥三针

穴位组成
- 内关 — 和胃化痰
- 脏腑辨证 → 调理脏腑功能化痰祛瘀降脂
- 足三里 — 健运脾胃
- 三阴交 — 活血化瘀

刺灸方法
- 内关 — 直刺0.5~1寸，可透刺外关，行针以有向指端放射的触电感为宜
- 足三里 — 直刺1~2寸，强壮保健常用灸法
- 三阴交 — 直刺1~1.5寸。孕妇禁针

其他疗法
- 温针灸 — 将清艾条截成直径为20mm、高为25mm的圆柱形艾炷段，底部戳孔，将其套戴于已进针的针柄上点燃，于双侧足三里、三阴交穴位行温针灸治疗

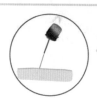

益气养血活血

脂三针论治高脂血症

高脂血症为现代病名，属于中医"痰湿""痰浊""痰瘀"等范畴，病位虽在血脉，但属全身性疾患，病性属本虚标实。本虚主要指脾、肾、肝三脏虚损，标实主要指痰浊和瘀血。

1.从脾论治，循脾胃经取穴

《证治汇补》云："脾虚不运，清浊停留，津液凝滞，变为痰饮"。痰的形成首先责之于脾，脾为生痰之源。脾失运化，津液失输、水湿停滞，聚而生痰，痰湿留滞于血脉，而致高脂血症。脂三针处方取穴体现了以调节脾胃功能为核心，循脾胃经取穴的选穴特点。

2.调整脏腑虚实，辨证取穴

张景岳云："痰之化无不在脾，而痰之本无不在肾。"肾精亏虚、肾阳衰弱是高脂血症的内因。肝失疏泄、横逆犯脾，肝脾失调导致阴阳气血失和，痰浊丛生。心气不足或心阳虚衰，心脉不通，脂液积于脉管，管壁变厚，管腔变窄，气血津液痹阻包络。故肝失疏泄、血瘀水停和气血津液痹阻包络，也是高脂血症的病理机制。可以选取与这些脏腑功能密切相关的特定穴治疗。

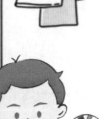

高脂血症

3.脂三针处方特点

内关，为手厥阴经的络穴，八脉交会穴之一，通于阴维脉，心包经与阴维脉均循行经过心、胸、胃部，故内关为胃、心、胸疾患之要穴，善于宽胸理气、和胃化痰。足三里，为足阳明胃经之合穴、下合穴，为调理脾胃、化痰理气之要穴。三阴交，为肝、脾、肾经交会穴，同样善于调理脾胃可防止痰浊内生，滋补肝肾而疏散血中瘀滞。三穴结合，用以治疗痰瘀互阻脏腑经络而造成的高脂血症。

请圈出正确穴位

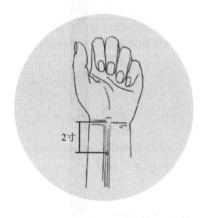

内关

大陵

二白

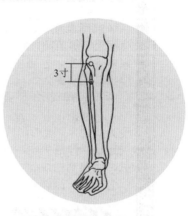

犊鼻

上巨虚

足三里

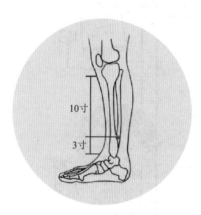

交信

三阴交

商丘

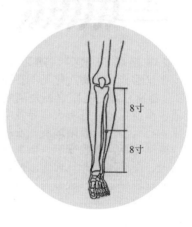

外丘

下巨虚

丰隆

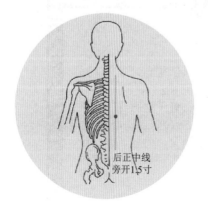

肝俞

胆俞

膈俞

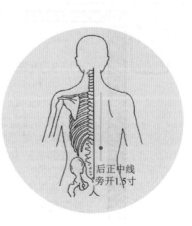

大肠俞

肾俞

命门

6 肥三针（中脘、足三里、带脉）

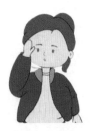

课前导读

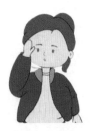
靳医生，我尝试过节食、运动减肥，一开始有些效果，后来都不能坚持，反弹回去了，我想试试针灸减肥。

好的，您需要测量身高、体重、腰围、大腿围等数据，我们治疗前后都会评估这些指标。

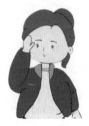
好的，麻烦您告诉我治疗方案好吗？

您目前的BMI（体重指数）为28kg/m^2，根据中国成年人的标准，属于轻度肥胖；腰围是90cm，超过正常女性腰围10cm，属于腹型肥胖；大腿围为62cm，也超过正常标准（55cm）。建议采用"肥三针"为主穴进行穴位埋线减肥，一个月1次，需要治疗4次左右。

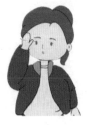
治疗期间有什么注意事项呢？

穴位埋线治疗需要避开经期，接受治疗当天不泡澡或游泳，3天内不吃鱼虾蟹、牛羊肉等发物，避免烟酒刺激。

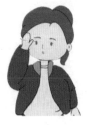

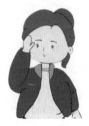

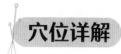

穴位详解

扫码获取
▶ 穴位视频
▶ 穴组速查
▶ 速记歌诀
▶ 参考答案

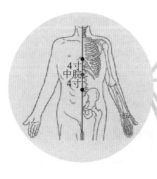

中脘

定位 在上腹部，前正中线上，当脐中上4寸

主治 胃痛、呕吐、呃逆、腹痛、腹胀、泄泻等胃肠疾患

刺灸法 直刺1~1.5寸

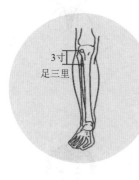

足三里

定位 在小腿前外侧，当犊鼻下3寸，距胫骨前缘一横指处

主治
近治作用——下肢疾患：下肢瘫痪、膝痛等
远治作用——胃肠病：胃痛、呕吐、呃逆、腹痛、泄泻、便秘
特殊作用——强壮保健：体虚瘦弱、心悸、气短等

刺灸法 直刺1~2寸，强壮保健常用灸法

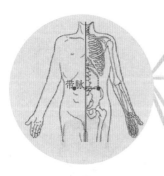

带脉

定位 在侧腹部，当第11肋骨游离端下方垂线与脐水平线的交点上

主治
近治作用——腰部酸软、下肢不利
特殊作用——阳痿、遗精、月经不调、崩漏、带下、疝气等带脉病

刺灸法 朝对侧带脉透刺3~4寸

思维导图

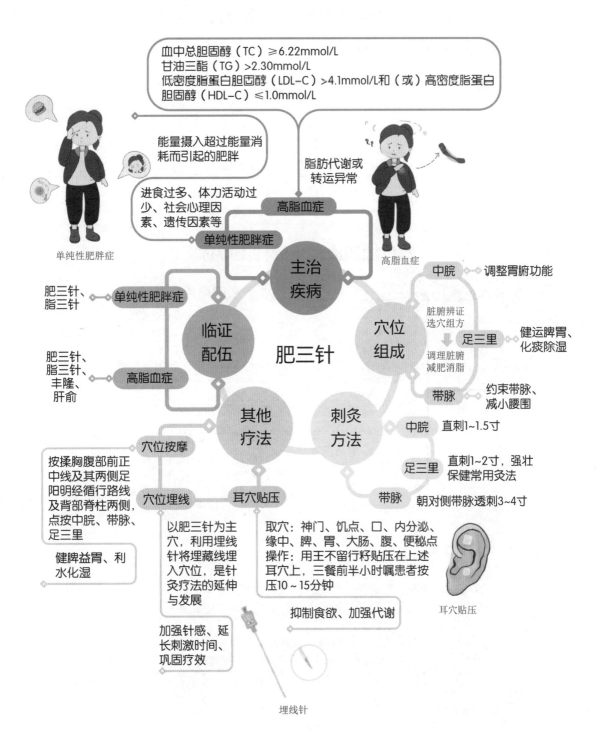

血中总胆固醇（TC）≥6.22mmol/L
甘油三酯（TG）>2.30mmol/L
低密度脂蛋白胆固醇（LDL-C）>4.1mmol/L和（或）高密度脂蛋白胆固醇（HDL-C）≤1.0mmol/L

能量摄入超过能量消耗而引起的肥胖

脂肪代谢或转运异常

进食过多、体力活动过少、社会心理因素、遗传因素等

高脂血症

单纯性肥胖症

单纯性肥胖症

高脂血症

主治疾病

肥三针、脂三针

单纯性肥胖症

临证配伍

肥三针、脂三针、丰隆、肝俞

高脂血症

肥三针

中脘 ── 调整胃腑功能

脏腑辨证选穴组方
↓
调理脏腑减肥消脂

穴位组成

足三里 ── 健运脾胃、化痰除湿

带脉 ── 约束带脉、减小腰围

其他疗法

刺灸方法

中脘 直刺1~1.5寸

穴位按摩

足三里 直刺1~2寸，强壮保健常用灸法

按揉胸腹部前正中线及其两侧足阳明经循行路线及背部脊柱两侧，点按中脘、带脉、足三里

穴位埋线

耳穴贴压

带脉 朝对侧带脉透刺3~4寸

健脾益胃、利水化湿

以肥三针为主穴，利用埋线针将埋藏线埋入穴位，是针灸疗法的延伸与发展

取穴：神门、饥点、口、内分泌、缘中、脾、胃、大肠、腹、便秘点
操作：用王不留行籽贴压在上述耳穴上，三餐前半小时嘱患者按压10~15分钟

耳穴贴压

加强针感、延长刺激时间、巩固疗效

抑制食欲、加强代谢

埋线针

单纯性肥胖症中医辨证分型及证候特点

辨证分型	常见人群	证候特点
脾胃积热型	青少年	肥胖而壮实、食欲旺盛、面色红润、容易上火、口干口渴、便秘
痰湿内盛型	女性、中年人	肥胖而形体臃肿、面部虚浮、肢体困重、胸腹胀满、不喜饮水、嗜睡、白带量多
肝郁气滞型	女性、精神抑郁之人	肥胖兼头痛、胁痛、急躁易怒、食欲亢进
脾肾阳虚型	中老年人	肥胖而肌肉松弛下坠、面色㿠白、精神疲惫、腰膝酸软、畏寒怕冷、夜尿频多、白带清稀

穴位埋线治疗单纯性肥胖症

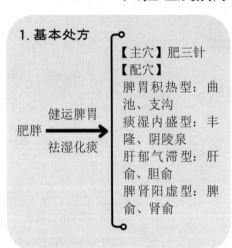

1. 基本处方

肥胖 —健运脾胃 祛湿化痰→
【主穴】肥三针
【配穴】
脾胃积热型：曲池、支沟
痰湿内盛型：丰隆、阴陵泉
肝郁气滞型：肝俞、胆俞
脾肾阳虚型：脾俞、肾俞

2. 局部肥胖选穴

腰腹部肥胖：脐周八穴。
上臂粗：臂臑、臑会。
小腿粗：委中、承山。
大腿粗：梁丘、阴市、伏兔。
胃部凸出：中脘、梁门。
下腹部凸出：关元、水道、中极、归来。

3. 疗效特点

以线代针，针线双效；刺激持久，疗效巩固；操作简便，就诊次数少；精选组穴，注重敏感穴。

4. 常用工具及操作方法

（1）常用工具
①埋藏线：埋藏线常用可吸收的特制穴位埋藏线。
②埋线针：埋线针由针管、针芯、保护套组成。
（2）操作方法
①严格消毒：用碘伏消毒液消毒穴位局部。
②持针埋线：术者持止血钳或镊子将不同型号埋藏线穿入埋线针针尖里。左手绷紧皮肤，右手持针快速刺入皮内，得气后左手将针芯往里推，右手将针身往外抽，将线留在穴位内，然后将针退出。
③胶布敷贴：用创可贴敷贴在针孔处，1天后取下。
④疗程：1个月治疗一次，3～5次为一个疗程。

巩固提高

请圈出正确穴位

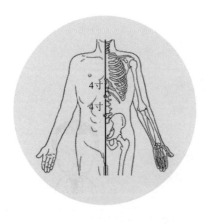

神阙

膻中

中脘

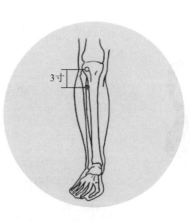

足三里

犊鼻

阳陵泉

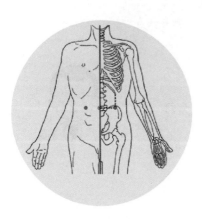

章门

带脉

腹哀

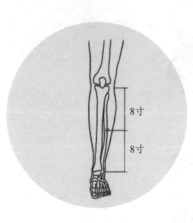

丰隆

条口

下巨虚

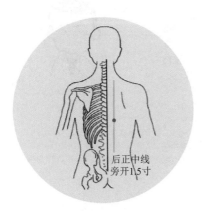

胆俞

肝俞

中枢

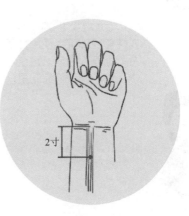

间使

灵道

内关

7 阴三针（归来、关元、三阴交）

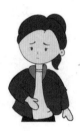

课前导读

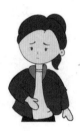
靳医生您好，我月经一直不太正常，还经常有痛经的情况，可以针灸治疗吗？

您多大年纪？月经周期、经期是否异常？月经期间有何不适症状？

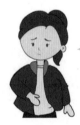
今年26岁了，近半年月经周期都不太正常，一般会推迟7~10天，经期时间较长，每次都要10天左右，前三天小腹部明显不舒服。

您是否做过妇科子宫附件B超？有何异常吗？

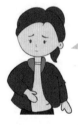
做过B超检查，医生说没有问题，您看一下。

我看了，的确没有器质性病变，月经不调与原发性痛经都可以使用针灸治疗，可用"阴三针"配合辨证取穴治疗，建议月经期间不要吃生冷寒凉食物，注意经期情绪调摄。

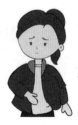
好的，谢谢您！

穴位详解

扫码获取
➤ 穴位视频
➤ 穴组速查
➤ 速记歌诀
➤ 参考答案

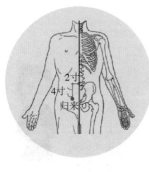

归来

定位　在下腹部，当脐中下4寸，前正中线旁开2寸

主治　近治作用——遗尿、月经不调、痛经、带下、小便不通
特殊作用——疝气

刺灸法　直刺0.5~1寸

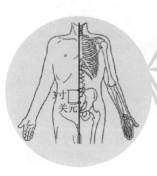

关元

定位　在下腹部，前正中线上，当脐中下3寸

主治
近治作用——生殖泌尿系统疾病：遗精阳痿、不孕不育、遗尿、小便不利
妇科病：月经不调、痛经、带下
肠腑病症：腹痛、泄泻、便秘、痢疾
特殊作用——元气虚损病症：体虚瘦弱、虚劳

刺灸法　直刺0.5~1寸，可用灸法

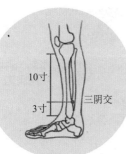

三阴交

定位　在小腿内侧，当足内踝尖上3寸，胫骨内侧缘后方

主治
近治作用——下肢痿痹
远治作用——胃肠病：腹胀、腹泻
生殖泌尿系统疾病：遗精、阳痿、遗尿、不孕、小便不利
妇科病：月经不调、阴挺、难产
特殊作用——阴虚诸症：失眠、眩晕、腰膝酸软

刺灸法　直刺1~1.5寸。孕妇禁针

思维导图

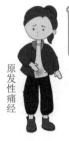

原发性痛经

妇女在月经期前后或月经期中发生周期性小腹疼痛或痛引腰骶，甚至剧痛昏厥

生殖器官无明显器质性病变，多见于未婚未孕的年轻女性，可于婚后或分娩后自行消失；或与内分泌、神经、精神因素等有关

行经期间出现头晕、腰酸、小腹隐痛或胀痛、乳房胀痛、心烦易怒、畏寒喜暖等

月经的周期、经期、经量、经质发生异常，以及伴随月经周期出现明显不适症状的疾病

年龄大于25岁的女性，痤疮病变反复发作，经久不愈

痤疮

多与内分泌激素水平、微生物感染、皮脂腺导管角化等因素有关

主穴：阴三针 —— 原发性痛经

配阴陵泉、脾俞、命门 —— 寒湿凝滞

配四关、血海 —— 气滞血瘀

配足三里、脾俞、胃俞 —— 气血不足

阴三针、手三针 —— 女性迟发性痤疮

主穴：阴三针 —— 月经不调

配足三里、脾俞 —— 气虚

配血海、脾俞 —— 血虚

配肾俞、太溪 —— 肾虚

配太冲、期门 —— 气郁

配行间、地机 —— 血热

临证配伍

主治疾病
- 月经不调
- 原发性痛经
- 女性迟发性痤疮

阴三针

穴位组成

归来 —— 活血调经

经脉循行选穴组方 ⇩ 远近相迎妇科要穴

关元 —— 调理冲任

三阴交 —— 行气活血

刺灸方法

直刺0.5~1寸

归来

关元 —— 直刺0.5~1寸，可用灸法

三阴交 —— 直刺1~1.5寸。孕妇禁针

其他疗法

因时制宜

耳穴贴压

主穴：子宫、内分泌、交感、皮质下、神门、卵巢

操作：于月经前3天开始，将直径1.2~2mm的磁珠置于0.5cm×0.5cm的胶布中央，使用拇指与食指对压所贴耳穴，每穴按压3~5分钟，以局部出现热感为止，每天按压3~5次。隔天更换一次，双耳交替，连续治疗7天

耳穴贴压

中医对月经不调的论治

《素问·上古天真论》："女子七岁,肾气盛,齿更发长;二七而天癸至,任脉通,太冲脉盛,月事以时下,故有子;……七七,任脉虚,太冲脉衰少,天癸竭,地道不通,故形坏而无子也。"《圣济总录》载妇人"以血为本"。

根据上述经文描述,血液是月经的物质基础,而脾生血,肝统血,肾藏精,主生长发育生殖,故肝脾肾二脏与月经关系密切;而冲任督三脉"一源三歧",均起于胞宫,冲脉又为"血海",故只有肾气充盛、肝脾调和、冲任督三脉气血充盛,月经才能按时而下。综上所述,月经病与肝脾肾三脏、冲任督三条经脉有着密切的关系,故月经不调宜从上述经脉、脏腑论治。

1.月经不调分类与辨证

临床上月经不调多数表现为月经周期的异常,故根据月经不调的周期不同而划分为三类。

(1)经早　月经周期提前7天以上——热证、气虚。

(2)经迟　月经周期延后7天以上——寒证、血虚。

(3)经乱　月经或提前或错后,超过7天——肝郁、肾虚。

以上情况连续两个月经周期以上,即称为月经不调。

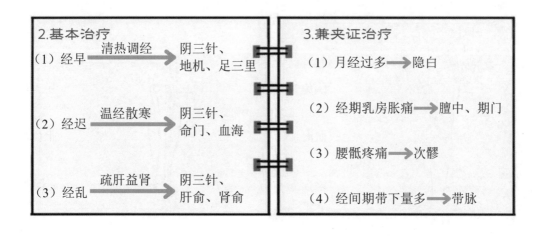

2.基本治疗

(1)经早 —清热调经→ 阴三针、地机、足三里

(2)经迟 —温经散寒→ 阴三针、命门、血海

(3)经乱 —疏肝益肾→ 阴三针、肝俞、肾俞

3.兼夹证治疗

(1)月经过多→隐白

(2)经期乳房胀痛→膻中、期门

(3)腰骶疼痛→次髎

(4)经间期带下量多→带脉

请圈出正确穴位

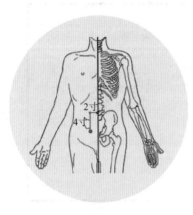

归来

气冲

外陵

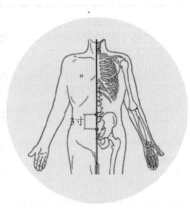

气海

关元

天枢

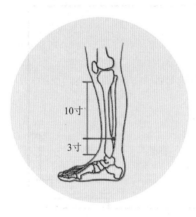

三阴交

太溪

交信

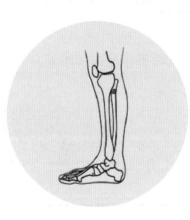

地机

筑宾

阴陵泉

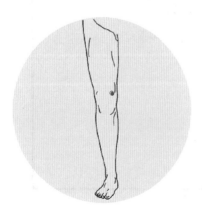

伏兔

血海

梁丘

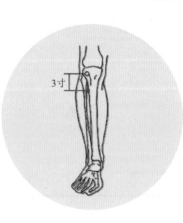

足三里

上巨虚

丰隆

8 阳三针（气海、关元、肾俞）

课前导读

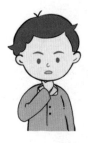

医生，我和妻子已经备孕1年，但一直没有怀孕，我们去医院检查，发现是我的精子活力太低，想来调理一下。

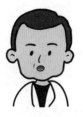

中医认为男性不育多与肾气亏虚有关，使用"阳三针"可以起到补肾助阳、补精益髓的作用，还可以配合艾灸加强疗效。

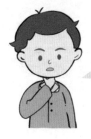

有什么需要注意的事项吗？

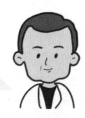

尽量规律饮食，少饮酒和吃辛辣刺激性食物，多吃新鲜蔬菜瓜果。坚持针灸治疗三个月后复查精液常规。针灸治疗同时还要养成良好的生活习惯，忌烟酒刺激，少熬夜，少吃垃圾食品。

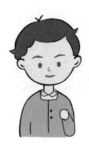

谢谢医生，我会坚持治疗的。

穴位详解

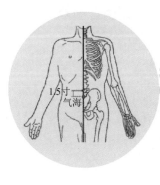

气海

定位 在下腹部，前正中线上，当脐中下1.5寸

主治
近治作用——生殖泌尿系统疾病：遗精阳痿、疝气、遗尿、小便不利
妇科病：月经不调、痛经、带下
肠腑病症：腹泻、便秘、痢疾、水谷不化
特殊作用——气虚病症：体虚瘦弱、虚劳、乏力

刺灸法 直刺0.5~1寸，可用灸法

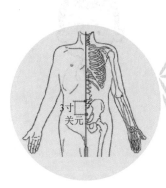

关元

定位 在下腹部，前正中线上，当脐中下3寸

主治
近治作用——生殖泌尿系统疾病：遗精阳痿、不孕不育、遗尿、小便不利
妇科病：月经不调、痛经、带下
肠腑病症：腹痛、泄泻、便秘、痢疾
特殊作用——元气虚损病症：体虚瘦弱、虚劳

刺灸法 直刺0.5~1寸，可用灸法

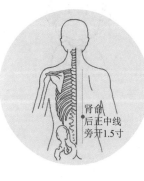

肾俞

定位 在腰部，当第2腰椎棘突下，旁开1.5寸

主治
生殖系统疾患：遗精阳痿、月经不调、不孕不育
大小便疾患：遗尿、小便不利、五更泄泻
肾不纳气病症：咳喘少气
耳疾：耳鸣耳聋
腰背痛：腰膝酸软

刺灸法 直刺0.5~1寸，可用灸法

思维导图

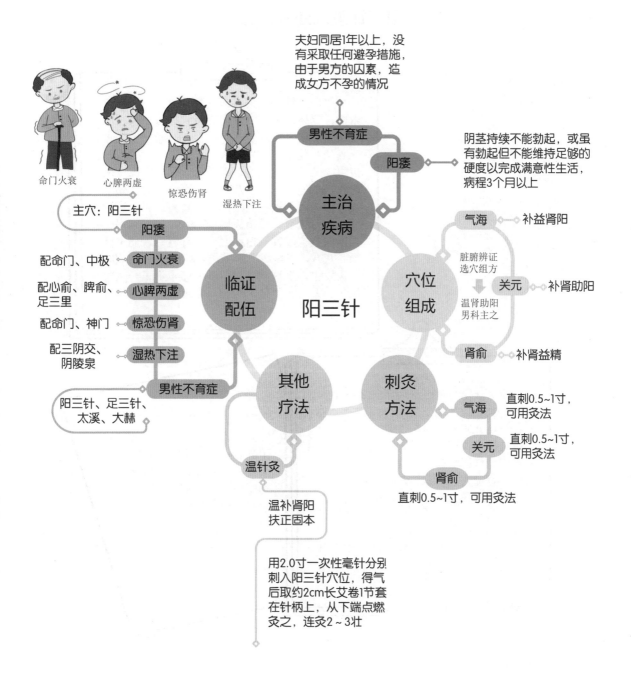

夫妇同居1年以上，没有采取任何避孕措施，由于男方的因素，造成女方不孕的情况

男性不育症

阳痿 —— 阴茎持续不能勃起，或虽有勃起但不能维持足够的硬度以完成满意性生活，病程3个月以上

命门火衰　心脾两虚　惊恐伤肾　湿热下注

主治疾病

阳三针

主穴：阳三针
阳痿

配命门、中极 —— 命门火衰
配心俞、脾俞、足三里 —— 心脾两虚
配命门、神门 —— 惊恐伤肾
配三阴交、阴陵泉 —— 湿热下注

临证配伍

男性不育症
阳三针、足三针、太溪、大赫

穴位组成

气海 —— 补益肾阳

脏腑辨证选穴组方
↓
温肾助阳男科主之

关元 —— 补肾助阳

肾俞 —— 补肾益精

其他疗法

刺灸方法

气海 —— 直刺0.5~1寸，可用灸法

关元 —— 直刺0.5~1寸，可用灸法

肾俞
直刺0.5~1寸，可用灸法

温针灸

温补肾阳扶正固本

用2.0寸一次性毫针分别刺入阳三针穴位，得气后取约2cm长艾卷1节套在针柄上，从下端点燃灸之，连灸2~3壮

阳三针组穴处方特色

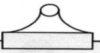

　　"阳三针"由关元、气海、肾俞三个穴位组成，为靳老根据脏腑辨证组穴配方。祖国医学认为"男子以肾为本"，早在《素问·上古天真论》就指出："丈夫八岁，肾气实，发长齿更；二八，肾气盛，天癸至，精气溢泻，阴阳和，故能有子；三八，肾气平均，筋骨劲强，故真牙生而长极；四八，筋骨隆盛，肌肉满壮；五八，肾气衰，发堕齿槁；六八，阳气衰竭于上，面焦，发鬓颁白；七八，肝气衰，筋不能动；八八，天癸竭，精少，肾脏衰，形体皆极，则齿发去。"这从生理角度阐述了男子一生中生长、发育、生殖、成长与衰老的过程都与肾精密切相关。

　　靳老选用与肾脏密切相关之特定穴组方：关元，为足三阴经与任脉之交会穴，下焦元阴元阳所在，善于补肾助阳、补虚益损；气海，为先天元气之海，善补肾中元气而治疗元气虚损诸症；肾俞，肾脏之背俞穴，肾藏精，主生长、发育、生殖，故本穴为补肾益精助阳之要穴。三穴之气海、关元位于脐下，肾俞位于背腰部与肚脐相平之处，前后呼应，与肾脏位置邻近，关系密切。故针刺本组穴位，善于补肾壮阳、益精生髓，主治阳痿、遗精、不育等男科疾病。

　　《素问》中提到"故善用针者，从阴引阳，从阳引阴"，阴三针、阳三针常配合应用，治疗痛经、不育不孕等生殖系统疾患。

请圈出正确穴位

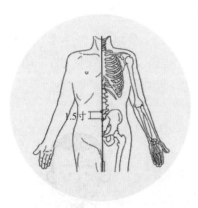

中脘

石门

气海

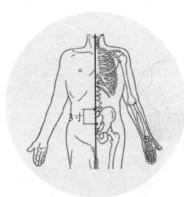

关元

天枢

肓俞

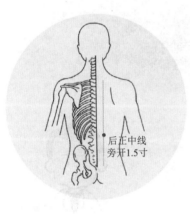

气海俞

肾俞

腰阳关

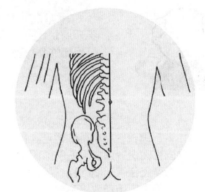

命门

胃俞

三焦俞

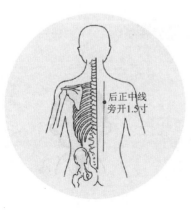

膈俞

脾俞

心俞

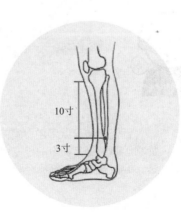

蠡沟

三阴交

复溜

9 呃三针（迎香、睛明、足三里）

课前导读

医生，我来治疗打嗝。

老人家，您打嗝持续多久了？一开始发作有什么诱因吗？

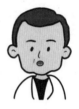

好久了，反反复复有一个多月了，一开始也不知道是什么原因引起的。半个月前住过院，说是反流性食管炎，做了胃镜，有慢性胃炎。

打嗝在医学中称为呃逆，持续时间超过48小时属于顽固性呃逆。造成呃逆的原因不同，预后也有较大差异，我看了您住院期间的检查结果，呃逆与消化道疾病有关系，您之前用药效果不佳，建议使用针灸治疗。

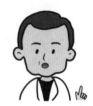

是的，西药、中药都吃过，一直未见好转。

针灸疗法可以采用"呃三针"，顽固性呃逆由于症状顽固，呃三针中的足三里还需采用穴位注射的方法，但根据我们的临床经验，一般1~3次即可取效。

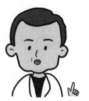

扫码获取
▶ 穴位视频
▶ 穴组速查
▶ 速记歌诀
▶ 参考答案

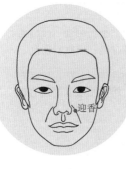

迎香

定位 在鼻翼外缘中点旁，当鼻唇沟中

主治 近治作用——鼻塞、慢性鼻炎
特殊作用——呃逆

刺灸法 向鼻翼或向鼻根部斜刺0.5~0.8寸

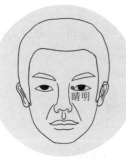

睛明

定位 在面部，目内眦角稍上方凹陷处上

主治 近治作用——目赤肿痛、迎风流泪、视物不明等目疾
特殊作用——顽固性呃逆

刺灸法 采用1.5寸毫针，针尖从迎香处进针，向睛明方向斜刺，行捻
转泻法以患者睛明处有得气感觉，或患者眼球湿润为度，留
针40~50分钟

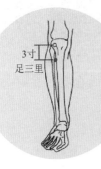

3寸
足三里

足三里

定位 在小腿前外侧，当犊鼻下3寸，距胫骨前缘一横指处

主治 近治作用——下肢疾患
远治作用——胃肠病：胃痛、呕吐、呃逆、腹痛、泄泻、便秘
特殊作用——强壮保健：体虚瘦弱、心悸、气短

刺灸法 采用盐酸山莨菪碱注射液1mL（10mg），左手固定穴位，右
手持注射器对准穴位快速刺入皮下，将针头缓慢刺入肌层，
达到一定深度并有"得气感"且无回血后，便可将上述药液
注射入双侧足三里内，每穴注射0.5mL

思维导图

多与消化道及中枢神经系统疾病有关，通常持续时间超过48小时

脑血管疾病、颅脑外伤或脑瘤术后

呃三针、攒竹

中枢性呃逆

中枢性呃逆

实证 — 肝胃气滞 — 情志郁怒、中焦受寒、胸腹手术伤及肝胃之气，致气机逆乱

虚证 — 脾肾阳虚 — 久病或重病患者，放化疗后元气更损，脾肾阳虚或胃阴亏耗

顽固性呃逆

消化系统疾患或术后呃逆

主治疾病

继发于胃炎、胃肠功能紊乱、肝炎、肝硬化、肝癌、胃癌、腹部术后

呃三针、胃三针

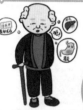

消化系统疾患或术后呃逆

临证配伍

呃三针

穴位组成

迎香 — 理气通窍

循经选穴

通窍理气降逆止呃

睛明 — 降逆止痛

足三里 — 调理脾胃

肿瘤放化疗后呃逆

继发于肿瘤放化疗后

呃三针、关元、气海

其他疗法

刺灸方法

肿瘤放化疗后呃逆

穴位埋针

指压按摩

将双手搓热，于迎香、睛明处采用拇指指腹进行按压，力度以自觉酸麻胀痛为宜，单穴按压3~5分钟，每日2~3次

足三里穴位注射

采用盐酸山莨菪碱注射液1mL（10mg），左手固定穴位，右手持注射器对准穴位快速刺入皮下，将针头缓慢刺入肌层，达到一定深度并有"得气感"且无回血后，便可将上述药液注射入双侧足三里内，每穴注射0.5mL

迎香透睛明

采用1.5寸毫针，针尖从迎香处进针，向睛明方向斜刺，行捻转泻法以患者睛明处有得气感觉，或患者眼球湿润为度，留针40~50分钟

加强刺激

足三里穴位消毒，取一次性无菌揿针于穴位处埋置，嘱咐患者每日按压埋针处，每次按压30次，每日3次，埋针留置时间为3天

揿针

长效针感

知识拓展

顽固性呃逆常见病因

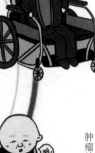

中枢性呃逆

1.中枢性呃逆

　　神经系统疾病常见并发症，多为顽固性呃逆，可导致进食困难、肺部感染、营养不良等多种并发症，延长病程，对疾病的治疗及预后产生较大影响。

2.消化系统疾患或术后呃逆

　　肝胃疾患为顽固性呃逆常见病因，多继发于胃炎、胃肠功能紊乱、肝炎、肝硬化、肝癌、胃癌、腹部术后。

3.肿瘤放化疗后呃逆

　　与肺癌、消化道肿瘤、中枢神经系统肿瘤有密切关联，尤其在放化疗后，呃逆发生率显著升高，严重影响食欲，增加身心负担，影响睡眠质量。

消化系统疾患或术后呃逆

肿瘤放化疗后呃逆

呃三针疗效机制

　　《灵枢·经脉》云"胃足阳明之脉，起于鼻，交頞中，旁约太阳之脉……"，足太阳膀胱经夹脊与膈、脾胃相连，重刺激可治疗呃逆。足阳明胃经经气起始部的穴位分别为迎香、睛明两穴，两穴虽不归属于足阳明胃经，却位于本经的循行路线上，其中迎香功擅祛风通窍、理气和胃；睛明除常用于治疗眼疾外，还可降逆除浊、理气止痛。迎香透睛明可加强刺激，共奏降逆理气之功。足三里为足阳明胃经之合穴、下合穴，为足阳明胃经经气汇合进入脏腑之处，功擅调理脾胃。三穴合用，起到上下相迎、远近结合之治疗作用，该组方体现了"经脉所过，主治所及"的针灸治疗方法。

　　现代医学认为，呃逆是一种神经反射性动作，其反射弧经第3、第4脊髓颈节，受延髓呼吸中枢控制，且与迷走神经和大脑皮质有关。睛明下布有滑车上、下神经，深层为眼神经分支，迎香透睛明针尖所过鼻丘部位的黏膜区域布有来自眼部的血管和神经，鼻丘对外来刺激反应最敏感，相当于一个"扳机点"，强刺激局部神经可使针刺信息传入中枢，抑制迷走神经兴奋性而达到止呃作用。

巩固提高

请圈出正确穴位

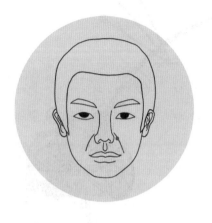

水沟

地仓

迎香

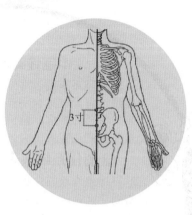

阴交

气海

关元

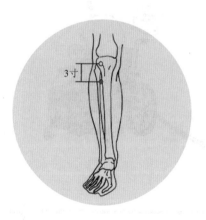

足三里

条口

血海

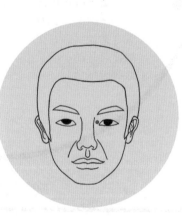

印堂

睛明

鱼腰

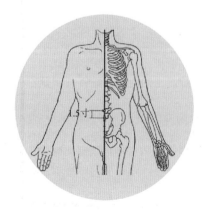

气海

关元

曲骨

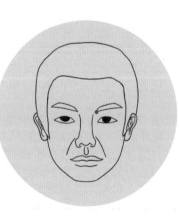

鱼腰

攒竹

丝竹空

第5章 急救用穴

1 闭三针（水沟、十宣、涌泉）

课前导读

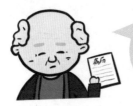

靳医生，我去年得了中风，在您这里经过针灸治疗后虽然情况好转，但血压还是不稳定。您之前交代过，这种情况如果再次发作，会一次比一次严重。我担心突然发病，比如突然晕倒的时候，在家中有没有急救方法？

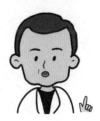

中医提倡"治未病"，中风预防的确非常重要，有中风风险的患者及其家属，更需要掌握一些简单有效的急救方法。我们有一组穴位——"闭三针"，如果患者卒中晕厥，出现牙关紧闭、双手握固等表现，可以用于急救。

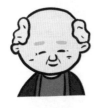

好的，请您交代我一些简单的方法，有备无患。

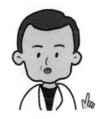

这组穴位由三个穴位组成，分别是水沟、涌泉、十宣。水沟位于人中沟中；涌泉位于脚底中央；十宣位于十指尖端。紧急时可以用针点刺，或者用指甲掐按。您可以记下来告知您的家人。

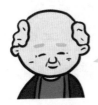

好的，记住了，感谢您的指导。

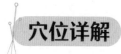

穴位详解

扫码获取
▶ 穴位视频
▶ 穴组速查
▶ 速记歌诀
▶ 参考答案

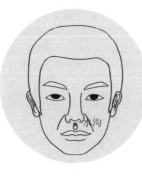

水沟（人中）

定位 在面部，当人中沟的上1/3与中1/3交点处

主治
近治作用——口歪
远治作用——腰脊强痛
特殊作用——急救要穴：昏迷、晕厥、虚脱、中风

刺灸法 向上斜刺0.3~0.5寸。用于急救时可用指甲掐按

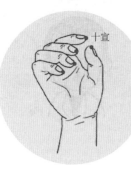

十宣

定位 在手十指尖端，距指甲游离缘0.1寸，左右共10个穴位

主治
急救：癫痫、小儿惊风、昏迷、中暑
热证：高热、咽喉肿痛

刺灸法 直刺0.1~0.2寸，或用三棱针点刺出血

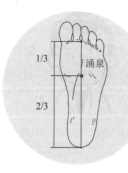

涌泉

定位 在足底部，卷足时足前部凹陷处，约当足底第2、3趾趾缝纹头端与足跟中点连接的前1/3与后2/3交点处

主治
近治作用——足心热、下肢瘫痪
远治作用——肝肾阴虚诸症：头痛、头晕、失眠、五心烦热
远治作用——肺系病症：咽喉肿痛、咳嗽
远治作用——前阴病：二便失司
特殊作用——神志病：小儿惊风、癫狂痫、晕厥

刺灸法 直刺0.5~0.8寸，或向太冲方向斜刺1~1.2寸

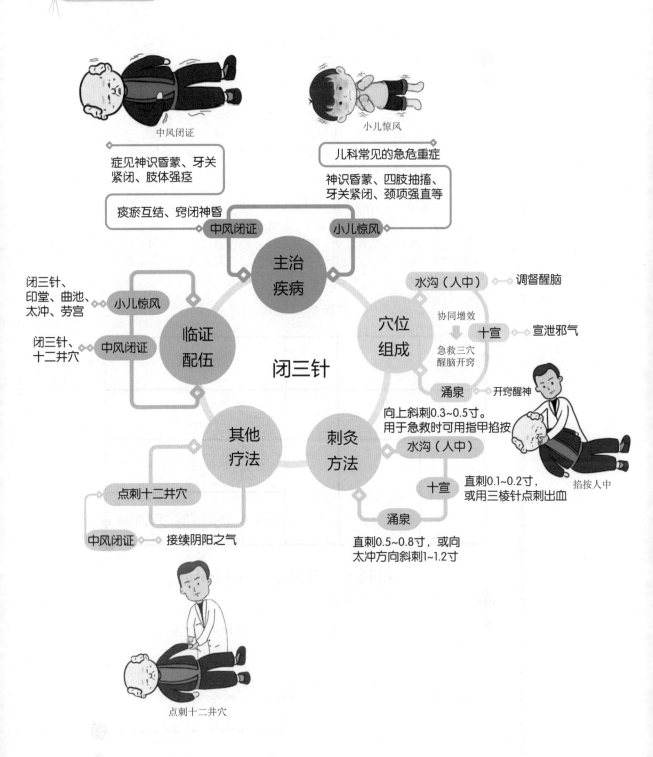

中风闭证

小儿惊风

症见神识昏蒙、牙关紧闭、肢体强痉

儿科常见的急危重症

神识昏蒙、四肢抽搐、牙关紧闭、颈项强直等

痰瘀互结、窍闭神昏

中风闭证

小儿惊风

主治疾病

穴位组成

闭三针

水沟（人中） —— 调督醒脑

协同增效

十宣 —— 宣泄邪气

急救三穴醒脑开窍

涌泉 —— 开窍醒神

临证配伍

闭三针、印堂、曲池、太冲、劳宫

小儿惊风

闭三针、十二井穴

中风闭证

其他疗法

刺灸方法

向上斜刺0.3~0.5寸。用于急救时可用指甲掐按

水沟（人中）

十宣

直刺0.1~0.2寸，或用三棱针点刺出血

掐按人中

涌泉

直刺0.5~0.8寸，或向太冲方向斜刺1~1.2寸

点刺十二井穴

中风闭证 —— 接续阴阳之气

点刺十二井穴

中风的辨证

1.辨中经络、中脏腑

根据中风病情轻重及有无神识昏蒙可分为中经络或中脏腑，中经络一般无神志改变，表现为不经昏仆而突然发生口眼歪斜、言语不利、半身不遂；中脏腑则出现突然昏仆、不省人事、半身不遂、口舌歪斜、舌强言謇或不语、偏身麻木、神识恍惚或昏蒙等症，并常遗留后遗症。

2.辨闭证、脱证

中脏腑又有闭证、脱证的鉴别：闭证为邪气内闭清窍，症见神昏、牙关紧闭、口噤不开、肢体强痉、身热肢厥，属实证；脱证是五脏真阳散脱于外，症见昏愦无知、目合口开、四肢松懈瘫软、手撒肢冷、四肢逆冷、二便自遗、鼻息低微，属虚证，为中风危候。

中风辨证要点

辨证	神志	病情	主症	
中经络	无神志改变	轻	半身不遂、言语不利、口角歪斜	
中脏腑	神志不清	重	闭证	牙关紧闭、肢体强痉
			脱证	目合口开、手撒肢冷

点刺十二井穴治疗中风闭证

清代《针灸全生》曰："凡初中风跌倒……不省人事，牙关紧闭，药水不下，急以三棱针，刺手十指十二井穴，当去恶血……乃起死回生妙诀。"以十二井穴治疗中风闭证，名为大接经，井穴位于四肢末端，为经络之"根""本"，取之通经接气、活血行瘀。

请圈出正确穴位

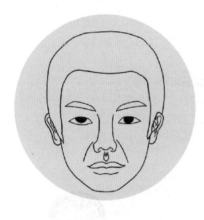

兑端

水沟

口禾髎

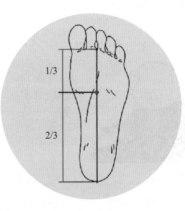

然谷

公孙

涌泉

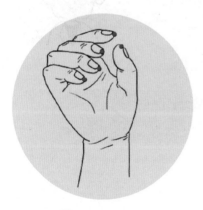

十宣

四缝

劳宫

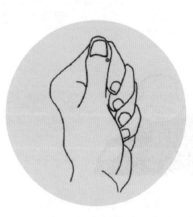

鱼际

列缺

少商

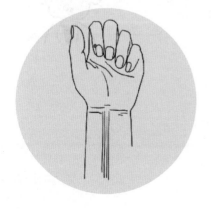

商阳

合谷

阳溪

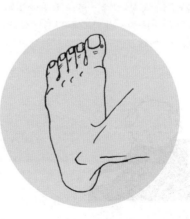

太冲

隐白

内庭

2 脱三针（百会、水沟、神阙）

课前导读

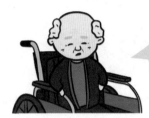

靳医生，我一年前由于中风昏倒住院了一个多月，现在已经做了几个月针灸和康复治疗，手脚恢复了一些，说话也好了一些，我家族有中风病史，我也有高血压好多年了，想咨询一下针灸是否可以预防或者治疗中风突然昏倒？

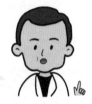

老人家，您中风发作时有什么表现？

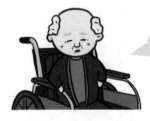

我当时是凌晨起床，突然昏倒的，听家人说当时手脚冰凉，出了很多汗，还好送医院及时。

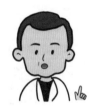

有一组穴位"脱三针"，主要针对您刚才提到的突然昏倒、不省人事、手脚冰冷，甚至大小便失禁等中风脱证，针刺该组穴位有利于康复。此外，平时要注意饮食清淡，配合功能锻炼，有利于控制复发。

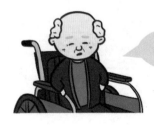

好的，谢谢您！

穴位详解

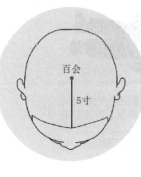

百会

定位 在头部，当前发际正中直上5寸，或两耳尖连线的中点处

主治 近治作用——头面疾病：头痛、眩晕等
神志病：癫狂痫、失眠、健忘、痴呆、昏厥
特殊作用——下陷病症：脱肛、阴挺、胃下垂

刺灸法 平刺0.5~0.8寸，常用灸法

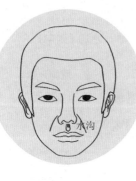

水沟（人中）

定位 在面部，当人中沟的上1/3与中1/3交点处

主治 近治作用——口歪
远治作用——腰脊强痛
特殊作用——急救要穴：昏迷、晕厥、虚脱、中风

刺灸法 向上斜刺0.3~0.5寸，用于急救时可用指甲掐按

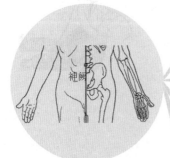

神阙

定位 在腹中部，脐中央

主治 近治作用——久泻、脱肛、绕脐腹痛等肠腑病症
特殊作用——虚脱、四肢厥冷等元气暴脱证

刺灸法 一般不针，隔物灸或艾条灸

思维导图

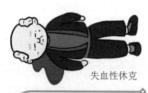
失血性休克

皮肤苍白湿冷、尿量减少、神志改变、血压下降等

短时间内大量失血

失血性休克

中风脱证

神志淡漠，甚则昏迷，气息微弱，大汗淋漓，口开手撒，脉微欲绝

中风中脏腑之脱证

中风脱证

主治疾病

穴位组成

百会 — 升阳固脱

经脉循行选穴组方

水沟（人中） — 醒脑开窍

任督要穴回阳固脱

神阙 — 补虚培元

中风脱证

配气海、关元、内关、素髎、太渊、太溪、合谷、足三里、劳宫

临证配伍

配内关、足三里

失血性休克

脱三针

刺灸方法

百会 — 平刺0.5~0.8寸，常用灸法

水沟（人中） — 向上斜刺0.3~0.5寸，用于急救时可用指甲掐按

神阙 — 一般不针，隔物灸或艾条灸

其他疗法

重灸法

神阙、足三里、气海、关元、百会

依次悬灸，双侧交替，每穴总灸量15~20分钟；一般灸至30分钟时，患者呼吸浅促可明显改善，氧饱和度稳定上升，心率逐渐下降；总灸量达到120分钟后，患者呼吸可基本恢复正常；连续施灸三日后，中风脱证之肢冷不温、胸腹扇动、呼吸浅促、氧饱和度下降、心率增快等危重症候均可缓解

重灸法

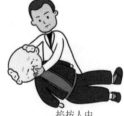
掐按人中

知识拓展

脱三针在中风脱证中的临证应用

1.大艾炷灸神阙在中风脱证中的应用

【操作】用干净的食盐填平脐部，上面放置直径2～3cm，厚0.2～0.3cm的生姜一片，再放置大艾炷（如半个橄榄大小）施灸。不拘壮数，直至肢温脉起及症状改善。

【方义】《针灸逢源》曰："中风卒倒不醒：神阙（隔盐、姜或川椒代盐）、丹田、气海皆可灸之。"《医说续编》曰"徐平中风不省，得桃源主簿为灸脐中百壮始苏，更数月，乃不起。郑纠云：有一亲表中风，医者为灸五百壮而苏，后年八十余。使徐平灸至三五百壮，安知其不永年耶。"根据"孤阴不生、独阳不长"的阴阳互根原理，元阳外脱必从阴救之。任脉为阴脉之海，取其神阙，又因穴当脐中，为真气所系，元神所在，艾灸以回垂绝之阳，阳气复则苏矣。

2.雀啄法针刺水沟（人中）在中风脱证中的应用

【操作】向鼻中隔方向斜刺0.3～0.5寸，用重雀啄法，至眼球湿润或流泪为度。

【方义】水沟（人中）属督脉，督脉入络于脑，与脑神的关系尤为密切，水沟（人中）为醒神急救的要穴，可起到调节舒张微血管及改善脑血流的作用。实验研究证实，"醒脑开窍"针刺法中对水沟进行快频率、足够长时间的针刺（雀啄手法以眼球湿润为度），对脑血流量的影响最大，可取得最佳效果。

3.悬灸百会在中风脱证中的应用

【操作】患者取坐位，用艾条对准百会，距离穴位皮肤2～3cm施灸，施灸过程中可上下移动，以局部温热无灼痛为宜。

【方义】《灵枢·终始篇》云"病在下者高取之"，指人体下部的病症，可取高部的穴位治之。临床时以百会为代表穴，百会在颠顶之正中，别名三阳五络，属督脉，可振复阳气、补脑益髓、升清降浊，配以灸法方法，更能振奋阳气、醒脑开窍。故取百会为主穴，治疗病势向下的各种病症，如中风脱证、尿失禁等。

请圈出正确穴位

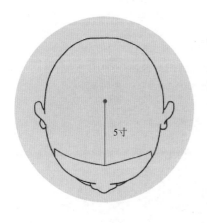

络却

百会

囟会

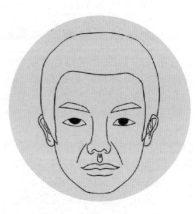

迎香

地仓

水沟

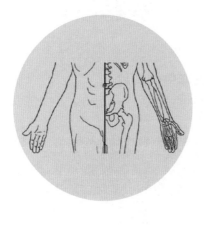

神阙

肓俞

天枢

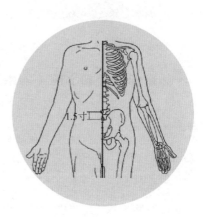

气海

中脘

阴交

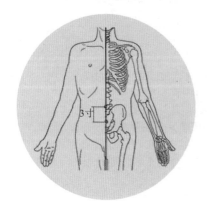

大横

下脘

关元

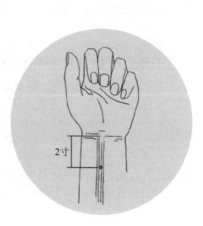

郄门

内关

二白

第二阶段

仰之弥高，钻之弥坚——

靳三针临证精要

第6章 靳三针组穴处方特色

① 根据病灶周围组穴配方

对于局部症状较为突出，或病变所涉及的组织较为单一，靳老常以病灶的周围或其上、中、下三部选穴配方。因为局部血液循环的改变，对局部病变的好转有重要意义。靳老认为这种形式的配穴充分加强了腧穴的近治作用，因为腧穴的近治作用是一切腧穴主治作用所具有的共性。这类组方往往力专效宏，经过临床反复验证，其临床疗效确实较单穴或双穴及比远道多穴的取穴方法效果要好得多，这也是靳三针组穴当中使用最广泛的一类。

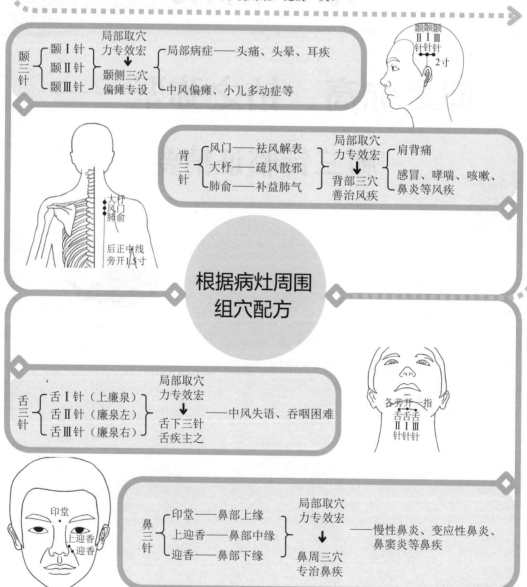

② 根据脏腑辨证组穴配方

对于一些脏腑病变，其临床症状较为复杂，而其病变所涉及的脏腑却可能较为单一，靳老常选用与该脏腑有关的特定穴，以提高其临床疗效。

肥三针
- 中脘——调理胃腑功能
- 足三里——健运脾胃、化痰除湿
- 带脉——约束带脉、减小腰围

脏腑辨证选穴组方
↓
调理脾胃减肥消脂

——单纯性肥胖，尤以腹型肥胖为宜

阳三针
- 气海——补益肾阳
- 关元——补肾助阳
- 肾俞——补肾益精

脏腑辨证选穴组方
↓
温肾助阳男科主之

——精神不振、畏寒肢冷、小便清长、阳痿、遗精、不育等男性肾阳不足证

根据脏腑辨证组穴配方

足三针
- 足三里——调理脾胃
- 三阴交——补益肝肾
- 太冲——疏肝解郁

脏腑辨证
↓
足部三穴疏通经络调肝脾肾

下肢疾患：下肢痿痹
肝阳上亢：头痛、失眠
肝脾不调：呕吐、泄泻

肠三针
- 天枢——通肠和胃
- 关元——调理肠腑气机
- 上巨虚——调理肠腑

脏腑辨证选穴组方
↓
调理肠腑肠疾必取

——腹痛、肠炎、痢疾、便秘等肠道病症

③ 根据经脉循行组穴配方

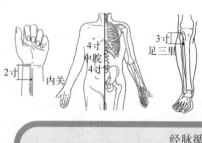

"靳三针"组穴中，部分穴位是远近结合、上下相迎，根据经络的循行组成的。

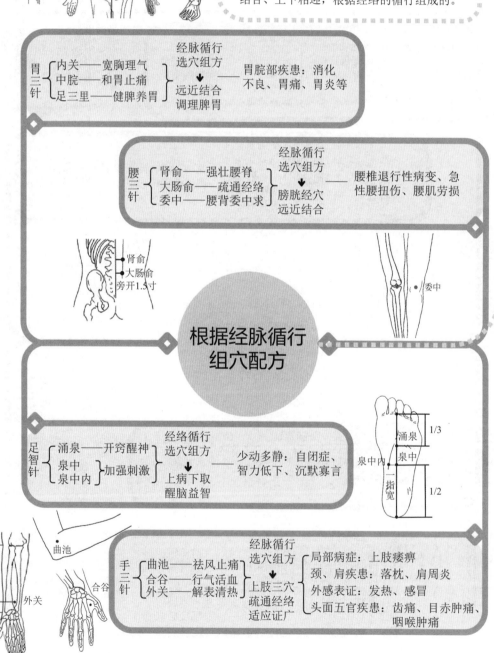

根据经脉循行组穴配方

胃三针
- 内关——宽胸理气
- 中脘——和胃止痛
- 足三里——健脾养胃

经脉循行选穴组方
↓
远近结合调理脾胃

胃脘部疾患：消化不良、胃痛、胃炎等

腰三针
- 肾俞——强壮腰脊
- 大肠俞——疏通经络
- 委中——腰背委中求

经脉循行选穴组方
↓
膀胱经穴远近结合

腰椎退行性病变、急性腰扭伤、腰肌劳损

肾俞
大肠俞
旁开1.5寸

委中

足智针
- 涌泉——开窍醒神
- 泉中
- 泉中内——加强刺激

经络循行选穴组方
↓
上病下取醒脑益智

少动多静：自闭症、智力低下、沉默寡言

涌泉
泉中内
泉中
一指宽
1/3
1/2

手三针
- 曲池——祛风止痛
- 合谷——行气活血
- 外关——解表清热

经脉循行选穴组方
↓
上肢三穴疏通经络适应证广

局部病症：上肢痿痹
颈、肩疾患：落枕、肩周炎
外感表证：发热、感冒
头面五官疾患：齿痛、目赤肿痛、咽喉肿痛

曲池
合谷
外关
10寸
2寸

4 根据腧穴的协同功能组穴配方

对于一些疑难杂症，靳老将功能相同或相近穴位组合起来，以提高其功能，增强疗效。

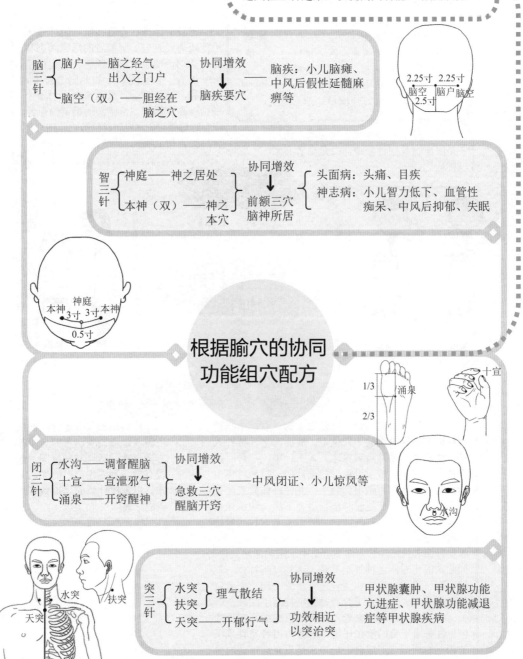

脑三针：
脑户——脑之经气出入之门户
脑空（双）——胆经在脑之穴
协同增效↓脑疾要穴
脑疾：小儿脑瘫、中风后假性延髓麻痹等

2.25寸 2.25寸
脑空 脑户 脑空
2.5寸

智三针：
神庭——神之居处
本神（双）——神之本穴
协同增效↓前额三穴脑神所居
头面病：头痛、目疾
神志病：小儿智力低下、血管性痴呆、中风后抑郁、失眠

神庭
本神 3寸 3寸 本神
0.5寸

根据腧穴的协同功能组穴配方

1/3 涌泉
2/3
十宣

闭三针：
水沟——调督醒脑
十宣——宣泄邪气
涌泉——开窍醒神
协同增效↓急救三穴醒脑开窍
——中风闭证、小儿惊风等

水沟

突三针：
水突
扶突 理气散结
天突——开郁行气
协同增效↓功效相近以突治突
甲状腺囊肿、甲状腺功能亢进症、甲状腺功能减退症等甲状腺疾病

水突
扶突
天突

第7章 靳三针针法特色

1 靳三针针刺治神特色

其一，聚神——聚医者之神。

医者是实施针刺的主体，医者之神是影响疗效的重要因素。医者进针前，先调整自己的精神状态，要聚精会神，专心致志，将注意力集中在患者和毫针上，细心体察疾病的虚实，把握最佳诊治时机。

针灸疗法的精神实质包含两方面：一是医者自身知神治神，二是患者必须以神应之。

其二，察神——察患者之神。

患者的精神状态直接影响治疗效果。治疗疾病要首先了解患者的思想动态和心理活动，使患者解除顾虑，稳定情绪，树立信心，积极配合，如此则心神安，血气和，经气易至，见效快捷。对于个别精神高度紧张、情绪波动不定的患者，应暂时避免刺灸，以防神气散亡，造成不良后果，待其神志安宁时，方可施治。

针刺前——聚神、察神

《灵枢·本神》
"凡刺之法，必先本于神"

靳三针针刺治神特色

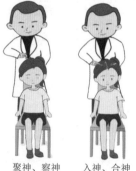

聚神、察神　　入神、合神

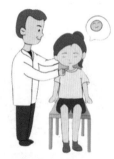

静神、养神

针刺中——入神、合神

靳老持针方式独特，常以右手拇、食、中指挟持针柄，将针垂直放于穴位上。简而言之，持针入神，要求医者精神意识贯注，入于针中。进针时，将拇食二指互相推前退后，捻动针柄，捻转时集中精神将腕力和指力运用到针上，并使针体垂直，且转动小于90°，在捻转时适当用力下压，边压边捻，边体会手下针感，得气即止。应用靳老这种缓慢捻转进针法，使用时随着针尖接触皮肤至针入皮下、肌层，患者精神注意力亦高度集中于所刺激之穴位，如此则医患专注之神气相贯通，达到"两神合一"。神聚则气亦聚，患者和医者之气相聚一起，患者就易"得气"，然后才可行针及施用补泻手法。

从更广义的角度来看，患者的家庭关系在诊疗中也发挥着重要的潜在作用，医者与患者及其家属的相互协调配合形成合力场，常是攻克顽疾、取得佳效的关键，此可谓"三神合一"了。

针刺后——静神、养神

针刺调和气血运行，而后还需要谨慎调养，善养其神者，方奏全功。靳老非常赞同"起居有常，不妄作劳"的生活方式，以发挥针刺的远期效应，巩固疗效。

② 靳三针重视针刺手法的重要性

①四针均由百会向外平刺，刺激面比较广，多用于智力低下、脑瘫、自闭症、多动症、眩晕等病症。

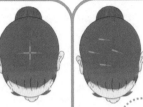

③四针均向患侧平刺，能起气至病所的作用，适用于中风后偏瘫、肢端感觉异常者。

②四针均由外向百会平刺，刺激比较集中，有聚神之功，多用于癫痫、失眠、健忘等病症。

④四神Ⅰ针向前平刺，四神Ⅱ针向后平刺、四神Ⅲ针、四神Ⅳ针向通天方向平刺，多为配合用于治疗鼻部、前额部疾病。

四神针

锐意创新，
大胆发明

**靳三针重视针刺
手法的重要性**

尊古不泥，
突破常规

眼三针

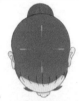
①取穴

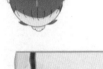
②进针

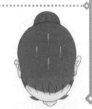
③留针

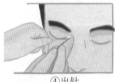
④出针

视神经萎缩是常见的致盲原因之一，目前尚无有效治疗手段，在多年的临床实践中，靳老发现针刺对该病有一定治疗效果。他认为视神经萎缩患者病气结聚深幽，常法难以导气于病处，但医籍经典均有眼部穴位不可深刺的禁忌。以睛明为例，《针灸甲乙经》谓"刺入六分"，《针灸大成》言"刺一寸半"，而现代通用的腧穴学教材要求的针刺深度为0.3～0.5寸。然而，靳老认为治疗视神经萎缩一病，要打破常规，根据现代解剖学知识和临床实践经验，睛明可刺入1.5寸，承泣亦可直刺1.2寸，上明可刺入1.5寸，从而突破了前世医家所设樊圉，使临床运用针灸治疗视神经萎缩取得明显进展。

以睛明刺灸法为例：
①左手拇指轻推眼球向外下方固定。
②右手将针与目内眦皮肤呈90°缓慢进针。直刺1.2～1.5寸（在眶内缘睑内侧韧带中，深部为眼内直肌）。
③留针期间只做轻微的提插捻转，或不捻转提插。
④出针时左手持消毒棉签按压针孔，右手缓慢出针。出针后无论出血与否都按压针孔1～2分钟，以防眼底出血。禁灸。